特徴と渡し方がわかる！

違いが見分けられる！
器械出しに生かせる！

消化器外科手術の
器械・器具85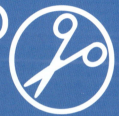

はや調べノート

編著
福島県立医科大学附属病院手術部（手術看護認定看護師）
貝沼 純
福島県立医科大学医学部医学科器官制御外科学講座准教授
大木進司

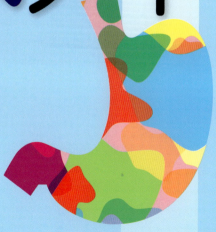

MCメディカ出版

違いが見分けられる！器械出しに生かせる！
特徴と渡し方がわかる！

消化器外科手術の器械・器具85
はや調べノート
CONTENTS

スムーズに渡せる！
よく使う器械・器具の違いリスト①② 付き

モニター・ME機器
これだけは！ポイントシート 付き

術前・術後に使える！
手術ラクラク確認シート 付き

一般名索引 6

第1章 ● 開腹手術で使用する器械・器具

❶ 鉗子（かんし）
① コッヘル鉗子 8
② ペアン鉗子 10
③ モスキート鉗子 12
④ ミクリッツ鉗子 14
⑤ ケリー鉗子 16
⑥ リスター鉗子 18
⑦ バブコック鉗子 19
⑧ アリス鉗子 20
⑨ 直角鉗子 21
⑩ 腸鉗子 22
⑪ クリップ鉗子 24
⑫ アンビル把持鉗子 26
⑬ ブルドック鉗子 27

❷ 剪刀（せんとう）
① クーパー剪刀 28
② メイヨー剪刀 30
③ メッツェンバーム剪刀 31
④ 直角剪刀 32

❸ 鑷子（せっし）
① 無鉤鑷子（むこう） 33
② 有鉤鑷子（ゆうこう） 34
③ アドラークロイッツ鑷子 36
④ ドベイキー鑷子 38
⑤ 腸鑷子 39

④ メス
- ① 円刃刀(えんじんとう) ... 40
- ② 尖刃刀(せんじんとう) ... 44

⑤ 鉤類(こうるい)
- ① 筋鉤（ランゲンベック扁平鉤） ... 46
- ② 2爪鉤(そうこう) ... 48
- ③ 腹壁鉤(ふくへきこう)（鞍状鉤(あんじょうこう)） ... 49
- ④ 自在鉤（ヘラ） ... 50
- ⑤ ケント吊り上げ鉤 ... 52
- ⑥ 直腸鉤 ... 55
- ⑦ バルフォア開腹鉤（中山式開創器） ... 56
- ⑧ オムニトラクト開創器 ... 58
- ⑨ 骨盤鉤（セントマークス鉤） ... 60
- ⑩ ゴッセ開創器 ... 62

⑥ 吻合器(ふんごうき)、縫合器(ほうごうき)
- ① 自動吻合器（環状吻合器） ... 63
- ② 自動縫合器（線状吻合器） ... 66
- ③ タバコ縫合鉗子 ... 69

⑦ 持針器(じしんき)
- ① ヘガール持針器 ... 72
- ② マチュー持針器 ... 74

第2章 ● 内視鏡下手術で使用する器械・器具

① 鉗子(かんし)

❶ 把持鉗子(はじ)
- ① 有鉤把持鉗子(ゆうこう) ... 76
- ② 無傷把持鉗子(むしょう) ... 77
- ③ 有窓把持鉗子(ゆうそう) ... 78
- ④ バブコック把持鉗子 ... 80
- ⑤ アンビル把持鉗子 ... 81

❷ 剥離鉗子(はくり)
- ① メリーランド型剥離鉗子 ... 82
- ② ケリー型剥離鉗子 ... 83
- ③ ライトアングル型剥離鉗子 ... 84

❸ 剪刀鉗子
- ① メッツェンバーム剪刀（ストレート、カーブ） ... 85
- ② 腸管クランプ鉗子 ... 86
- ③ 屈曲鉗子（ロティキュレーター™鉗子） ... 87

❹ 持針器
- ❶ 持針器（ストレート型） ……………………………………………………… 88
- ❷ 持針器（カーブ型、右手用・左手用） ……………………………………… 89

❷ 鉤類
- ❶ S字鉤 …………………………………………………………………………… 90
- ❷ スマート鉤 ……………………………………………………………………… 91

❸ 組織および臓器圧排子、レトラクター
- ❶ 臓器圧排子（エンドリトラクト™Ⅱ） ……………………………………… 92
- ❷ ループレトラクター（ミニループリトラクターⅡ） ……………………… 93
- ❸ 膨張式レトラクター（エクストラハンドリトラクター） ………………… 94
- ❹ ネイサンソン リバーレトラクター ………………………………………… 96
- ❺ シリコンディスク ……………………………………………………………… 98
- ❻ スポンジ型レトラクター ……………………………………………………… 99
- ❼ 開創用レトラクター（Alexis®ウーンド リトラクター） ………………… 100
- ❽ インターナルオーガンレトラクター ………………………………………… 101

❹ 嘴管
- ❶ フック型電極付き吸引洗浄嘴管（Opti4ハンドセット〔ペンシルタイプ〕）……… 102
- ❷ ヘラ型電極付き吸引洗浄嘴管（Opti4ハンドセット〔ペンシルタイプ〕）……… 103
- ❸ プールサクション型吸引洗浄嘴管（HiQ＋送水・吸引システム） ……… 104

❺ 血管クリップ
- ❶ 非金属クリップ（ヘモロック結紮システム） ……………………………… 105
- ❷ 金属クリップ（リガマックス™5） …………………………………………… 106

❻ トロッカー、ポート類
- ❶ 穿刺トロッカー（ディスポーザブル）（エンドパス®XCEL ブレードレス トロッカー Optiview®）…… 108
- ❷ 穿刺トロッカー（リユース） ………………………………………………… 110
- ❸ 単孔式手術用アクセスポート（SILM™ ポート） ………………………… 111
- ❹ HALS 用ポート（GelPort®） ………………………………………………… 112

❼ ガーゼ、内視鏡下手術用スポンジ類
- ❶ 内視鏡手術用スポンジ（セレクア®） ……………………………………… 114
- ❷ ラパロ用ガーゼ（GG アブソーテック®） …………………………………… 116

❽ 光学視管、超音波診断装置
- ❶ 直視鏡 …………………………………………………………………………… 117
- ❷ 斜視鏡 （30°、45°） ………………………………………………………… 118
- ❸ 内視鏡用超音波診断装置（術中電子リニア探触子 UST-5713T） ……… 119
- ❹ フレキシブル腹腔鏡（HD EndoEYE 腹腔・胸腔ビデオスコープ） …… 121

❾ その他
- ❶ 止血剤（サージセル®、タコシール®） ……………………………………… 122

❷ 臓器回収袋（E・Z パース、エンド キャッチゴールド）……………… 124
❸ 光学視管用加温器（アプライド スコープウォーマー）……………… 125
❹ 棒状剝離子（エンドパス*チェリー ダイセクター）………………… 126
❺ ノットプッシャー ………………………………………………………… 127
❻ 体腔内まつり縫合器（ENDO-PSI〔Ⅱ〕）……………………………… 128
❼ 癒着防止フィルム（セプラフィルム®）………………………………… 129
❽ 内視鏡手術用結紮器（エンドループ*PDS*Ⅱ）……………………… 130

第3章 ● 押さえておきたい！ME機器のポイント

- ●超音波凝固切開装置とバイポーラシーリングシステム（ハーモニック®、エンシール®など）… 132
- ●電気メス（SHAPPER Ai™、VIO300D™）…………………………… 137
- ●内視鏡システム（EndoEYE FLEX 先端湾曲ビデオスコープ®、VISERA ELITE®など）… 142

【コラム】
- ●鋼製器具の製造工程 ……………………………………………………… 71
- ●鋼製器具のトレーサビリティ …………………………………………… 131
- ●押さえておきたい！鋼製器具の各部名称 ……………………………… 149

文献リスト …………………………… 150

執筆者一覧

大木進司
福島県立医科大学医学部医学科器官制御外科学講座准教授

- 第1章　開腹手術で使用する器械・器具「術者の先生からのお願い」
- 第2章　内視鏡下手術で使用する器械・器具
- スムーズに渡せる！**よく使う器械・器具の違いリスト①**

貝沼 純
福島県立医科大学附属病院手術部副看護師長（手術看護認定看護師）

- 第1章　開腹手術で使用する器械・器具
- 第2章　内視鏡下手術で使用する器械・器具「ダメ出しCheck！」
- コラム
- スムーズに渡せる！**よく使う器械・器具の違いリスト①②**
- 術前・術後に使える！**手術ラクラク確認シート**

福原之博
福島県立医科大学附属病院臨床工学センター副主任医療技師

- 第3章　押さえておきたい！ME機器のポイント
- モニター・ME機器 **これだけは！ポイントシート**

（五十音順）

一般名索引

一般名	掲載頁

英数字

一般名	掲載頁
2爪鉤（そうこう）	48
HALS用ポート	112
S字鉤	90

あ行

一般名	掲載頁
アドラークロイッツ鑷子	36
アリス鉗子	20
鞍状鉤（あんじょうこう）	49
アンビル把持鉗子	26, 81
インターナルオーガンレトラクター	101
円刃刀（えんじんとう）	40
オムニトラクト開創器	58

か行

一般名	掲載頁
開創用レトラクター	100
環状吻合器	63
筋鉤	46
金属クリップ	106
クーパー剪刀	28
屈曲鉗子	87
クリップ鉗子	24
ケリー型剥離鉗子	83
ケリー鉗子	16
ケント吊り上げ鉤	52
光学視管用加温器	125
骨盤鉤	60
ゴッセ開創器	62
コッヘル鉗子	8

さ行

一般名	掲載頁
止血剤	122
自在鉤	50
持針器	88, 89
自動吻合器	63
自動縫合器	66
斜視鏡	118
シリコンディスク	98
スポンジ型レトラクター	99
スマート鉤	91
穿刺トロッカー（せんし）	108, 110
線状吻合器	66
尖刃刀（せんじんとう）	44
セントマークス鉤	60
臓器圧排子	92
臓器回収袋	124

た行

一般名	掲載頁
体腔内まつり縫合器	128
タバコ縫合鉗子	69
単孔式手術用アクセスポート	111
腸管クランプ鉗子	86
腸鉗子	22
腸鑷子	39
直角剪刀	32
直角鉗子	21
直視鏡	117
直腸鉤	55
ドベイキー鑷子	38

な行

一般名	掲載頁
内視鏡手術用スポンジ	114
内視鏡手術用結紮器	130
内視鏡用超音波診断装置	119
中山式開創器	56
ネイサンソン リバーレトラクター	96
ノットプッシャー	127

一般名	掲載頁
は行	
バブコック鉗子	19
バブコック把持鉗子	80
バルフォア開腹鉤	56
非金属クリップ	105
プールサクション型吸引洗浄嘴管	104
腹壁鉤（ふくへきこう）	49
フック型電極付き吸引洗浄嘴管	102
ブルドック鉗子	27
フレキシブル腹腔鏡	121
ペアン鉗子	10
ヘガール持針器	72
ヘラ	50
ヘラ型電極付き吸引洗浄嘴管	103
棒状剥離子	126
膨張式レトラクター	94
ま行	
マチュー持針器	74
ミクリッツ鉗子	14

一般名	掲載頁
無鉤鑷子（むこう）	33
無傷把持鉗子（むしょう）	77
メイヨー剪刀	30
メッツェンバーム剪刀	31, 85
メリーランド型剥離鉗子	82
モスキート鉗子	12
や行	
有鉤鑷子（ゆうこう）	34
有鉤把持鉗子（ゆうこう）	76
有窓把持鉗子（ゆうそう）	78
癒着防止フィルム	129
ら行	
ライトアングル型剥離鉗子	84
ラパロ用ガーゼ	116
ランゲンベック扁平鉤	46
リスター鉗子	18
ループレトラクター	93

第1章 ● 開腹手術で使用する器械・器具

1 鉗子

1 コッヘル鉗子

▶ これだけは押さえておきたい器械・器具の特徴

- 先端部に鉤があり、把持力が強い。その分組織への挫滅が大きい。
- 術前の準備時は、ラチェットをかけ先端を閉じた際に、先端の鉤が噛み合うかを確認する。
- 固い異物など把持した場合、術後に「先端が噛み合わなくなる」「ゆるんでしまう」などがあるので確認する。

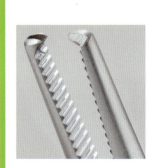
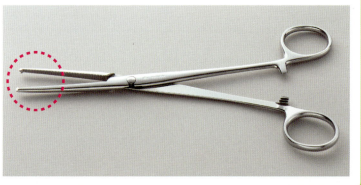

（写真提供：ミズホ株式会社）

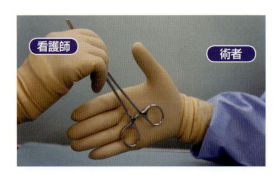

渡す際の注意ポイント

　鉗子の先端を閉じて、把持部を術者の手掌にしっかり収まるように渡す。

▶ 使用するタイミング

止血鉗子の代表格であるコッヘル鉗子は、実際には、止血よりも把持力を生かして筋肉や皮下組織の把持・牽引のために用いることが多い。

皮膚切開、皮下組織・筋層・腹膜切開、開腹までの間はコッヘル鉗子を用いる。開腹後は腸管や臓器などを把持すると挫滅が大きいため、先端に鉤がないペアン鉗子やケリー鉗子を用いる。

術者の先生からのお願い

術者は術野から目線をずらさずに手を差し出すことが多いので、渡す時は閉じた状態で手の平にしっかり渡す。

コッヘル鉗子とペアン鉗子は、把持する組織や用途が違うので絶対間違えないようにする。

先輩ナースのダメ出しCheck!

先端に組織片などが付着したまま、渡さない。

Column コラム　ノーベル賞受賞のコッヘル先生

コッヘル鉗子はスイス・ベルン大学外科教授のコッヘル（E. Theodor Kocher, 1841〜1917）が甲状腺腫の手術を行った時に考案した。

コッヘルはビルロート胃切除で有名なビルロート（Theodor Billroth, 1829〜1894）の弟子である。

甲状腺手術で甲状腺の内分泌機能と病理を明らかにし、その業績で1909年にノーベル医学・生理学賞を受賞している。

「甲状腺外科の父」とよばれている[1,2]。

第1章 ●開腹手術で使用する器械・器具

1 鉗子

2 ペアン鉗子

▶ これだけは押さえておきたい器械・器具の特徴

- コッヘル鉗子と形状がほとんど同じだが、先端に鉤がない。コッヘル鉗子よりも把持力が弱いので、組織への挫滅が少ない。
- 柄の部分に横溝があり、有鉤のコッヘル鉗子と識別できるようになっている。

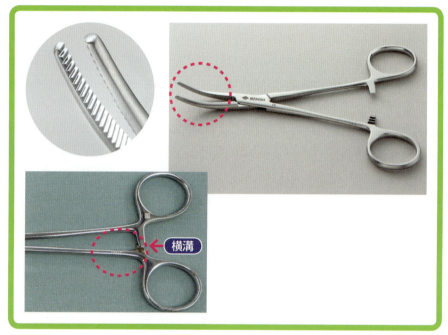

（写真提供：ミズホ株式会社）

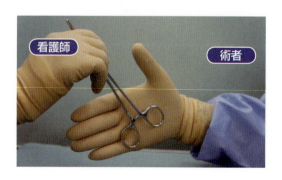

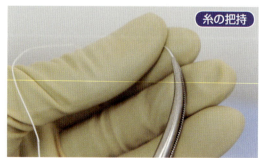

渡す際の注意ポイント

鉗子の曲がりが術者の手掌と同じ向きになるように渡す。

結紮糸を鉗子に付けて渡す場合は、結紮糸が鉗子の先端から出るように糸の先端を把持し、糸を自分の右母指の手背側から手首にかけた状態で渡す。

▶ 使用するタイミング

腹膜切開後、開腹になってから、組織の把持・牽引や剥離、止血に用いる。

止血に用いる場合は、結紮する方法と結紮しない方法がある。前者は結紮糸を用いる分離結紮法で、後者には、血管を鉗子ではさみ電気メスを鉗子に接触させ通電し止血する接触凝固法と、血管を鉗子で強くはさんで血管壁を癒着させて止血する圧挫法がある。

先輩ナースの ダメ出しCheck!

結紮糸が鉗子の先端からずれて出ていると、糸が鉗子から抜けやすくなる。

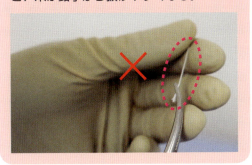

術者の先生からのお願い

コッヘル鉗子と同様に、術者は術野から目線をずらさずに手を差し出すことが多いので、渡す時は閉じた状態で手の平にしっかり渡す。

Column コラム
フランスの外科医のペアン先生

ペアン鉗子をコッヘル無鉤鉗子とよぶことがあったが、現在は無鉤の鉗子を「ペアン鉗子」とよんでいる。

1870年頃、フランスの外科医ペアン（Jules Pean, 1830〜1898）は、同じくフランスの外科医シャリエール（Charriere, 1803〜1876）が作成した異物鉗子を改良して止血鉗子を開発し、その名が広まった[3, 4]。

3 モスキート鉗子

これだけは押さえておきたい器械・器具の特徴

- ペアン鉗子やほかの止血鉗子に比べ、先端部分が細く歯形が繊細である。
- 全体が小型で、先端が直型・弱弯型がある。
- 有鉤と無鉤のものがあるが、消化器外科手術においてはほとんど無鉤しか使わない。
- 長さは、メーカーによるが12.5cm長や18cm長などがある。18cm長を小児用ケリー鉗子、モスキートケリー鉗子、ロングモスキート鉗子などとよぶ施設もあり、呼称に違いがある。

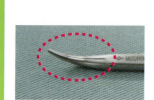
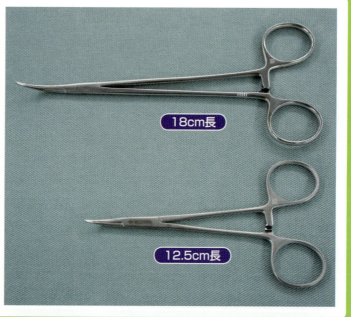

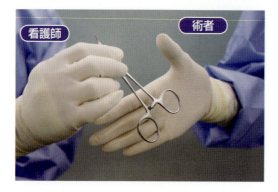

渡す際の注意ポイント

鉗子の先端を第1指と第2指・第3指でコンパクトにつかむ。術者が把持する部分には器械出し看護師の手指を触れないように、かつ渡す際に術者の手と器械出し看護師の手が触れないように渡す。18cm長のモスキート鉗子は、ペアン鉗子に準じる。

▶ **使用するタイミング**

血管周囲の剝離や分離結紮、出血点をはさむ接触凝固や圧挫による止血時に用いる。特に、細かい部位に用いることが多い。

奥深い腔内の組織を鉗子で牽引しにくい時に組織にかけたテープを把持する場合や、臓器の切除範囲に目印としてかけた支持糸を把持する場合にも用いる。

先輩ナースのダメ出しCheck!

術野の深い部位の操作時に柄の短い鉗子を渡さない。また、牽引糸を把持する時に柄の長い鉗子を渡さないようにする。

術者の先生からのお願い

モスキート鉗子は、長短2種類用意されていることが多い。術野の深さや用途によって長さを使い分けるので、どちらを使用するかを確認して渡す。

Column コラム
ハルステッド止血鉗子

モスキート鉗子は、ハルステッド止血鉗子ともいう。米国のジョンズホプキンス大学の外科医ハルステッド（William Stewart Halsted, 1852〜1922）が考案した。

1890年に手術用ゴム手袋を考案したことや1894年に根治的乳房切断術を創始したことで有名である[7,8]。

第1章 ● 開腹手術で使用する器械・器具

1 鉗子

4 ミクリッツ鉗子

これだけは押さえておきたい器械・器具の特徴

- コッヘル鉗子よりも弯曲が強い。
- コッヘル鉗子やペアン鉗子などほかの鉗子の溝は、鉗子の先端から関節部にかけてあるのに対し、ミクリッツ鉗子は先端から関節部の中間部までになっている。

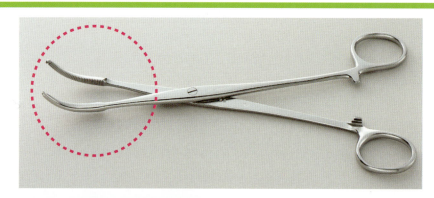

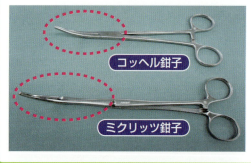

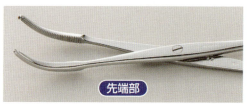

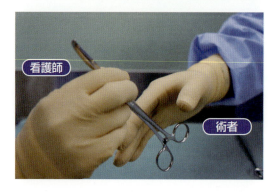

渡す際の注意ポイント

先端部の弯曲が術者の手掌と同じ向きになるように渡す。

▶ **使用するタイミング**

皮膚切開後または閉腹時の皮下組織や筋層、腹膜を把持・牽引する際に用いる。

術者の先生からのお願い

ミクリッツ鉗子は把持力が強く、組織に対する挫滅が大きいので用途が限られる。ほかの鉗子と区別しておく必要がある。

Column
ミクリチ症候群

ミクリチ・ラデッキー（Johann von Mikulicz Radecki，1850〜1905）はポーランドの外科医で、1892年に両側の唾液腺・涙腺がリンパ球の浸潤によって腫脹する疾患（ミクリチ症候群）を報告した。腸癌・直腸脱の手術で有名である。

先輩ナースの ダメ出しCheck!

鉗子の関節部が横外し型の場合、写真の赤丸部分に番号が刻印してあり、同じ番号同士でないと噛み合わない。

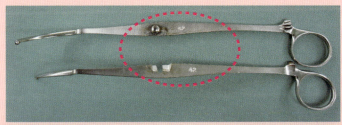

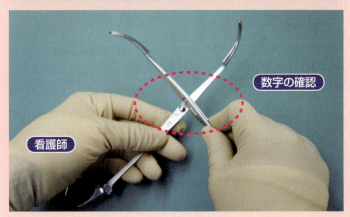

第1章 ●開腹手術で使用する器械・器具

1 鉗子

5 ケリー鉗子

▶ **これだけは押さえておきたい器械・器具の特徴**
- ケリー鉗子は、弱弯型、強弯型、直角型（ライトアングル型）がある。
- ペアン鉗子（曲）と間違えやすいが、ペアン鉗子よりも柄が長くスマートな形状である。
- 先端はペアン鉗子よりもややシャープである。

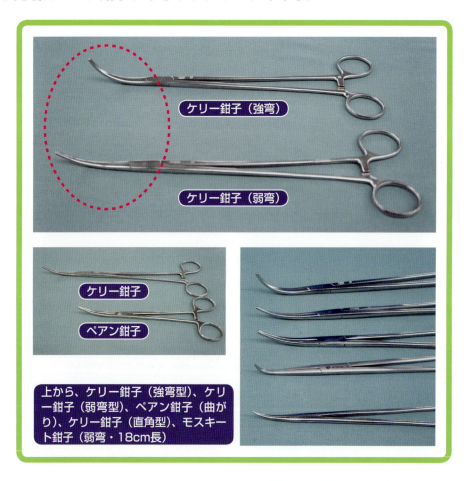

上から、ケリー鉗子（強弯型）、ケリー鉗子（弱弯型）、ペアン鉗子（曲がり）、ケリー鉗子（直角型）、モスキート鉗子（弱弯・18cm長）

▶ **使用するタイミング**

血管周囲の剥離時、分離結紮、出血点をはさんで止血する時、比較的深い術野での操作時に用いる。

▶ **術者の先生からのお願い**

ケリー鉗子は弯曲が数種類あり、用途によって使い分ける。モスキート鉗子やペアン鉗子と区別しづらい場合があるので、注意して渡す。

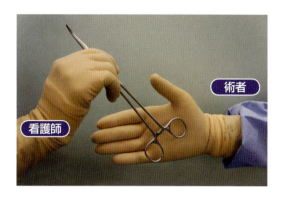

渡す際の注意ポイント

　ペアン鉗子に準じるが、ケリー鉗子はペアン鉗子などに比べて柄が長いため、渡す際は鉗子の先端よりも把持部の関節部寄りを持つと渡しやすい。

　術野の深さ・部位に応じ、先端の角度や柄の長さの違う鉗子を選択して渡す。

　弱弯型、強弯型、直角型（ライトアングル型）の先端の角度を把握しておく。ペアン鉗子、モスキート鉗子、ケリー鉗子などを一目では判断しづらく混同しやすい。鉗子全体の細さや先端の角度に注意する。

　基本的には鉗子の弯曲の向きが手掌の向いている方向と同じように渡すが、太い脈管をはさむ場合は弯曲を術者の手背側へ向けて渡すこともある。

> **Column コラム　ケリー先生**
>
> 　米国の産婦人科医ハワード・ケリー（Howard Atwood Kelly, 1858〜1943）が考案した[9]。

先輩ナースの ダメ出しCheck!

　術野から戻ってきた器械は組織片や血液などが付着していることが多いので、先端部を生理食塩水などで濡らしたガーゼで拭き取っておくとよい。

　ラチェットをかけずに渡すと、術者は確実に受け取ることができない。術者が受け取った時に把持部を握り、開いた状態の把持部が閉じた場合、器械出し看護師の指をはさんでしまうことがある。よって、必ずラチェットをかけて鉗子の先端を閉じて渡す。

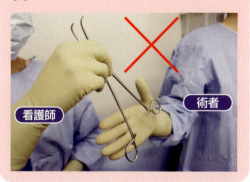

第1章 ●開腹手術で使用する器械・器具

1 鉗子

6 リスター鉗子

▶ これだけは押さえておきたい器械・器具の特徴

- リスター鉗子はペアン鉗子に類似している。ペアン鉗子と見分けにくいばかりか、施設により呼び方に違いがあり、紛らわしい。
- ペアン鉗子との違いは先端部がやや長く太く、内面の溝が縦に刻まれており、関節部が凸状になっている。

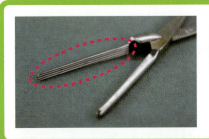 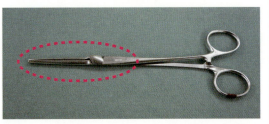

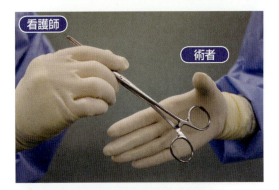

先輩ナースの ダメ出しCheck!

似た鉗子が多いため、術野をよく見て、手術進行に合わせた鉗子をすぐに渡せるように準備しておく。

渡す際の注意ポイント

ペアン鉗子と同様である。

▶ 使用するタイミング

胃全摘術における胃と食道を切離した後の食道空腸吻合や幽門側胃切除術における胃体部を切離する際などに用いる。

Column コラム
近代外科学の父

リスター（Lord Joseph Lister, 1827〜1898）はイギリスの外科医である。無菌的手術法を開発し、手術による感染症を飛躍的に減少させ、外科学の発展に寄与した。近代外科学の父といわれている[5,6]。

1 鉗子

7 バブコック鉗子

▶ **これだけは押さえておきたい器械・器具の特徴**

- 先端は半円状の有窓になっている。先端の噛み合う把持部分は平らで細かい横溝があり、幅は約10mmである。
- 食道・胃・腸管などの粘膜・漿膜を、無傷的に把持・結合・圧迫できる。

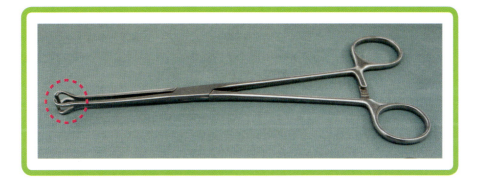

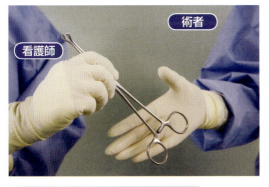

渡す際の注意ポイント

ほかの鉗子と同様、ラチェットを噛み、先端部を閉じて渡す。

先輩ナースのダメ出しCheck!

腸管の内腔を把持した時は不潔になるので、ほかの清潔に取り扱う器具と混同しないように区別して管理する。

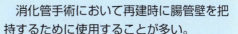 **術者の先生からのお願い**

消化管手術において再建時に腸管壁を把持するために使用することが多い。

ほとんどの場合、2本もしくは3本使用するので2本目をすばやく出せるように準備する。

▶ **使用するタイミング**

「食道・胃・腸管などを切離した後の吻合時、腸管の断端の壁を把持・牽引する」「リンパ節郭清時、リンパ節を把持・牽引する」などに用いる。

第1章 開腹手術で使用する器械・器具

1 鉗子

8 アリス鉗子

▶ これだけは押さえておきたい器械・器具の特徴
- 先端の幅がペアン鉗子などに比べて広く、小さな波型の鉤がある。
- 先端部（Jaw）の部分は鉗子を閉じても開いた形状で、ゆるい弯曲になっているため弾力性があり、組織をやさしくつかむことができる。

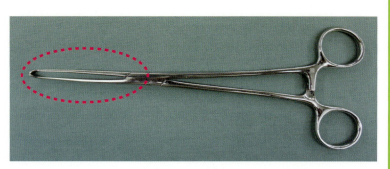

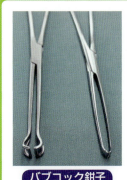

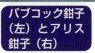
バブコック鉗子（左）とアリス鉗子（右）

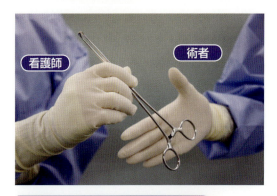
看護師　術者

渡す際の注意ポイント
バブコック鉗子と同様である。

▶ 使用するタイミング
食道・胃・腸管などを切離した後の吻合時に、腸管の断端の壁を把持・牽引するバブコック鉗子とアリス鉗子の用途は同じで、使い分けは術者の好みによるところが大きい。

先輩ナースの ダメ出しCheck!
腸管の断端を把持した後は、腸管の内腔に触れているので不潔とみなす。
専用トレーなどに保管し、ほかの清潔な器械と混同しないように管理する。

術者の先生からのお願い
バブコック鉗子と同様である。

Column コラム　米国の外科医
アリス鉗子を考案したアリス（Oscar Huntington Allis，1836～1921）は米国の外科医[10]。

第1章 開腹手術で使用する器械・器具

1 鉗子

9 直角鉗子

▶ これだけは押さえておきたい器械・器具の特徴

- ペアン鉗子、ミクリッツ鉗子、ケリー鉗子などに比べ先端部が長く、鉗子の関節部から先端部までの中間で直角に曲がっている。
- 曲がっている所から先端まで約5cm程度あり、ほかの直角型のモスキート鉗子やケリー鉗子などに比べ長い。

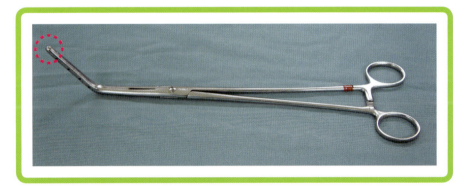

▶ 使用するタイミング

　胃全摘術や低位前方切除術などにおいて、胃と食道あるいは直腸と結腸を離断する際に食道や直腸をはさむ。

　胃全摘術では、胃体部を剝離し、胃と食道を切離する際に食道下部の口側を把持する。

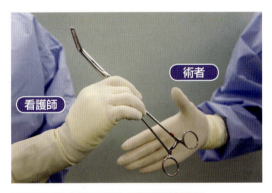

渡す際の注意ポイント

　先端部の弯曲を術者の手掌と同じ向きにして渡す。

先輩ナースのダメ出しCheck!

　直角鉗子を使用する場面は手術の山場といわれるところであり、この鉗子を使用する前後においては迅速かつ慎重に滞りなく進めるように努める。

　術野は狭く深い部位なので、この鉗子以外の器械も柄の長いものを準備し、すぐに渡せるようにしておく。

第1章 ● 開腹手術で使用する器械・器具

1 鉗子

10 腸鉗子

▶ これだけは押さえておきたい器械・器具の特徴

- 曲と直のタイプがあり、先端部には縦溝がある。
- 鉗子のラチェットを軽く閉じると、鉗子の先端から関節部にかけて外側へゆるやかなカーブになっている。ラチェットの閉じ具合で先端に加わる力を調節できる。
- 先端部は弾力に富み、腸管壁を挫滅させずに腸管を把持、切開部を閉塞できる。

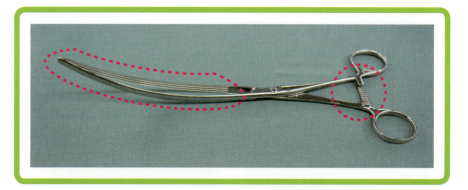

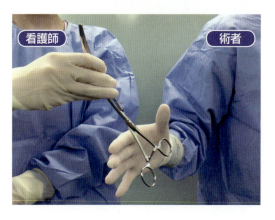

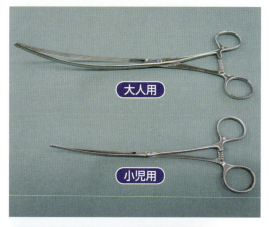

渡す際の注意ポイント

鉗子の先端を上に向けて術者の手掌に収まるように渡す。腸の径に応じて「大人用」か「小児用」かを判断して渡す。

▶使用するタイミング

腸管を切断する前に、腸管を外側からはさみ、内腔を閉塞させ、腸内容の流出や切開部位の出血を防ぐ。鉗子の先端を腸管内腔へ入れたうえで開き、腸管内腔を観察することもある。

術者の先生からのお願い

主に消化管再建時や腸管における内腔の確認に使用することが多く、長短、直と弯曲など数種類ある。

消化管再建時に使用する場合は同じものをペアで使用することがほとんどなので、長さや弯曲の違うものを渡さないようにする。

Column コラム
さまざまな手術器械の考案

フランス人外科医のドワイヤン（Eugene Doyen, 1859〜1916）が考案した[11]。胸骨の正中切開および心膜切開法のドワイヤン手術や、牛の血清を用いた乳癌の治療血清のドワイヤン血清などで知られる。

呼吸器外科で用いるドワイヤン骨膜剥離子など、ほかにも多くの手術器械を考案している[12]。

先輩ナースのダメ出しCheck!

腸管内に触れる不潔操作に使用するので、清潔操作時の器械と混同しないように注意する。

使用前に鉗子をはさみ、鉗子の先端部（Jaw）の中央に隙間があるか、溝に変形や破損がないかを確認し、把持力低下や組織損傷を防ぐ。

先端部の弾力性を保持するため、ラチェットは1段かけるだけにしておく。

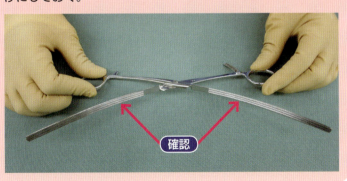
確認

1 鉗子

11 クリップ鉗子

▶ これだけは押さえておきたい器械・器具の特徴
● 鉗子を閉じてロックできるラチェットはなく、バネがついている。

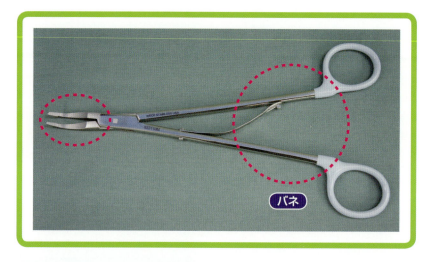

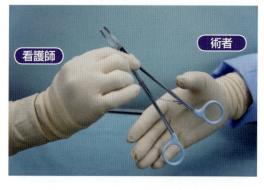

▶ 使用するタイミング
鉗子の先端に付けたクリップで血管をはさみ、血管を切離する時や出血点をはさんで止血する時に用いる。切除する臓器側の血管をクリップではさみ、中枢側の血管を結紮糸で結紮し切離する場合がある。

渡す際の注意ポイント
把持部に少しでも力を加えて握ると、先端部にはさんだクリップが落下してしまうので、やさしく持って渡す。

術者の先生からのお願い
止血に用いることが多いのでミスファイアのリスクをなくしたい。クリップをはさんだ状態で、正しく把持されているか、クリップ自体に不具合がないかをチェックする。

先輩ナースの ダメ出しCheck!

　クリップを先端に装着する際は鉗子の先端を垂直にしてつかむ。先端の噛み合わせがずれていると、クリップをしっかり把持できないことや、クリップが確実に閉じないことにより血管をしっかりとつかめずに出血することがある。よって、準備時に先端がしっかり閉じるかを確認しておく。

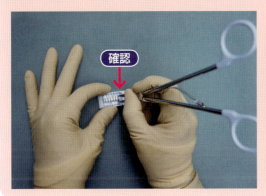
確認

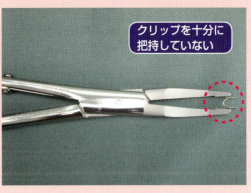
クリップを十分に把持していない

第1章 ●開腹手術で使用する器械・器具

1 鉗子

12 アンビル把持鉗子

▶ これだけは押さえておきたい器械・器具の特徴
- 鉗子のラチェットをかけると先端は円形になっている。
- 自動吻合器のメーカーごとに専用のアンビル把持鉗子がある。

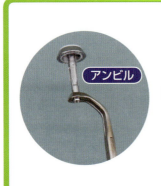
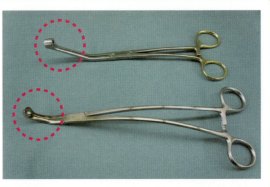

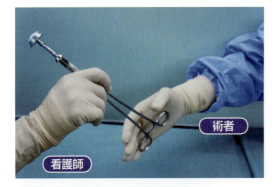

渡す際の注意ポイント

アンビルのシャフトを鉗子の先端でしっかりと把持する。アンビルの先端にリドカイン®ゼリーなどを塗布して渡す。自動吻合器は高価なので、誤ってアンビルを落下させてしまうことや不潔になることがないように、十分気を付ける。

▶ 使用するタイミング

腸管を切離した後の消化管の再建・吻合時に自動吻合器（環状吻合器）を用いる場合に、自動吻合器のアンビルを把持する。

先輩ナースの ダメ出しCheck!

アンビルを消化管の内腔へ挿入した後は、断端にあらかじめ通しておいた巾着縫合糸を結紮する。全周性に縫合できていない場合は、補強のため縫合を追加することがあるため、針糸を準備しておく。

術者の先生からのお願い

アンビルのシャフトを把持するための鉗子である。必ずアンビルのシャフトの末端部分を把持する。
ヒンジ機構の部分を把持すると損傷してアンビルが機能しなくなることがあるので注意する。

Column コラム

自動吻合器のメーカーにより、把持するアンビルのシャフトの部位は異なる。

1 鉗子

13 ブルドック鉗子

これだけは押さえておきたい器械・器具の特徴
- 先端部は短く曲がりが強い。先端部の内側は溝が付いている。
- 鉗子のようにラチェットはなく、バネが付いている。

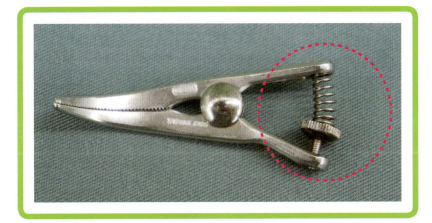

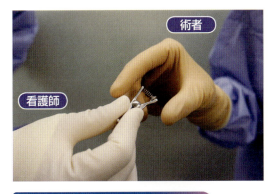

渡す際の注意ポイント

渡す際は鉗子の先端を持ち、術者がバネ部分近くを持つことができるように渡す。

使用するタイミング

血流を遮断する時に用いる。消化管外科手術（胃や腸管）で用いることはあまりないが、予期せぬ出血時に使用することがある。肝胆膵外科手術では使うことが多い。

先輩ナースのダメ出しCheck!

ブルドック鉗子を術野で使用したまま忘れることがないように、術者や外回り看護師と共にカウントを確実に行う。

Column コラム
開発までの経緯

シャリエール（Charriere）というフランスの器械メーカーが、1840年にブルドック鉗子の原型であるバネ鉗子を開発した。その後、ベルリンの外科医ディーベンバッハが八字形に交差するバネのある鉗子を開発し、1845年に現在の形のブルドック鉗子が開発された[13]。

第1章 開腹手術で使用する器械・器具

2 剪刀

1 クーパー剪刀

▶ これだけは押さえておきたい器械・器具の特徴

- 先端の幅が広く、刃の外側が丸みを帯びている。
- 曲型は「曲剪刀」「クーパー」、直型は「直剪刀」「雑鋏（ざっせん）」「ゲラーデ（ドイツ語のGeradeで"まっすぐな"の意味）」などとよぶ。
- 長さは、14cm長や18cm長などがある。

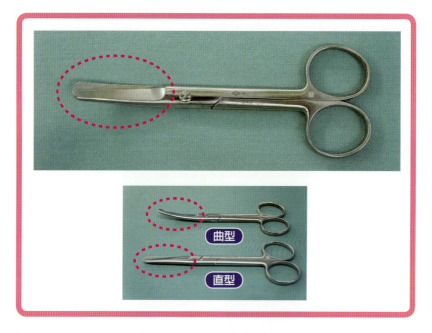

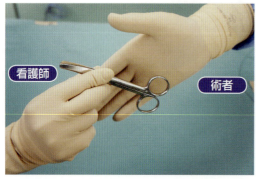

渡す際の注意ポイント

　刃先が閉じた状態にし、把持部が術者の手掌に収まるように渡す。曲型は、弯曲を術者の手掌と同じ向きにして渡す。術野が深い時は柄の長いほうを渡す。

▶使用するタイミング

腱や筋膜などの固い組織を切離する時、縫合糸・結紮糸を切る時、組織を鈍的に剥離する時に用いる。

直型は、覆布やテープなど衛生材料の成形時、ドレーンを切る時、摘出した標本の処理時などに使用することがある。

先輩ナースの ダメ出しCheck!

使用していない時に刃先を開いたままにしておくと、刃がほかの器具と接触して刃こぼれを生じるほか、誤って手指などの切創事故の危険がある。よって、使用していない時は刃先を閉じて管理する。

術者の先生からのお願い

クーパー剪刀は、組織の剥離や切離、縫合糸を切るなど、多くの用途がある。用途によって長さや弯曲を使い分けるので間違えないようにする。また、切れないクーパー剪刀は小さなミスにつながるので、次回使用時まで研ぎに出す。

Column コラム
近代血管外科の元祖・クーパー先生

クーパー剪刀の考案者クーパー（Sir Astley Cooper, 1768〜1841）は、ロンドンの外科医で、動脈瘤に対し総頸動脈や腹部大動脈の結紮を行い、「近代血管外科の元祖」といわれているほか[1]、クーパー堤乳靱帯やクーパー靱帯（恥骨靱帯）、肩関節前方脱臼に対する整復法のクーパー槓杆法などで知られる。

第1章 ● 開腹手術で使用する器械・器具

2 剪刀

2 メイヨー剪刀

▶ これだけは押さえておきたい器械・器具の特徴

● 刃先が曲がっていて、柄の幅もクーパー剪刀に似ているが、クーパー剪刀よりも先端が細く鋭な形状になっている。

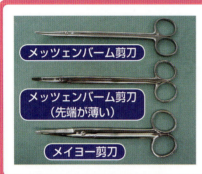
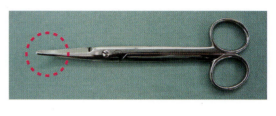

渡す際の注意ポイント

クーパー剪刀と同様である。

▶ 使用するタイミング

腱や筋膜など、比較的固い組織を切離する時や鈍的に剥離する時、結紮糸・縫合糸を切る時に使用する。

先輩ナースのダメ出しCheck!

術前の準備時に、刃こぼれがないかを確認しておく。

術者の先生からのお願い

クーパー剪刀よりスリムで刃先も細い。細かい部分の切離や剥離に用いることが多い。外観はメッツェンバーム剪刀にも似ているので、間違えのないようにする。

Column コラム
世界的に有名なメイヨー兄弟

メイヨー剪刀は、アメリカのミネソタ州ロチェスターにメイヨークリニックを開設した外科医メイヨー兄弟（William Mayo, 1861〜1939、Charles Mayo, 1865〜1939）が考案した[2,3]。

第1章 ● 開腹手術で使用する器械・器具

2 剪刀

3 メッツェンバーム剪刀

▶ これだけは押さえておきたい器械・器具の特徴

- メッツェンバーム剪刀は血管や神経の周囲、リンパ節の周囲など脆弱な組織の剥離や切開・切離に用いる。

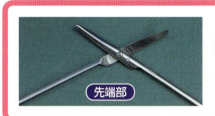
先端部

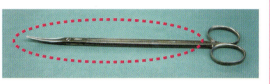

渡す際の注意ポイント

クーパー剪刀と同様である。

▶ 使用するタイミング

剪刀は切ることが目的というイメージが強いが、手術操作では切ることよりも組織を剥離する操作が多い。剥離には、ペアン鉗子、モスキート鉗子、ケリー鉗子などを用いるほか、メッツェンバーム剪刀を用いて剥離することが多い。

先輩ナースの ダメ出しCheck!

血管の分離結紮の際、血管を切離した直後に結紮糸をメッツェンバーム剪刀でそのまま切ってしまわないようにする。糸切り用には、クーパー剪刀やメイヨー剪刀を渡せるようにしておく。

術者の先生からのお願い

メイヨー剪刀に比べて刃が薄く、膜や血管周囲の剥離など、より繊細な作業に用いる。固い組織や糸切りに頻繁に用いると切れが悪くなる。手術終了時、刃こぼれをしていないかをチェックする。

Column コラム
再建外科の権威

アメリカの耳鼻咽喉科医メッツェンバーム（Myron Metzenbaum, 1876～1944）がデザインした。再建外科においても権威であった[4]。

第1章 ● 開腹手術で使用する器械・器具

2 剪刀

4 直角剪刀

▶ これだけは押さえておきたい器械・器具の特徴
- 先端が直角に曲がっている。
- クーパー剪刀と同様に先端の幅が広く、刃の外側が丸みを帯びている。

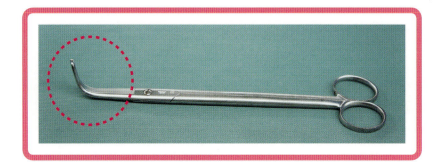

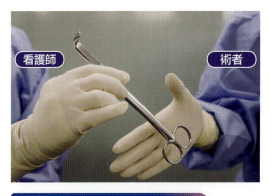

渡す際の注意ポイント

渡す際は、曲がっているほうを術者の手掌と同じ向きにして渡す。

先輩ナースの ダメ出しCheck!

術前に先端が開閉する時にずれがないかをチェックしておく。少しでもずれがあると、切離操作に支障が出る。

術者の先生からのお願い

食道や深部直腸の切離など視野の比較的狭いところで使用する。渡す前に刃の噛み合わせにずれがないか、刃こぼれしていないかをチェックする。

▶ 使用するタイミング

胃全摘術で食道を切離する際や直腸切断術において直腸を離断する際に用いる。直角鉗子で食道または直腸をはさんだ後に使う。

3 鑷子

1 無鉤（むこう）鑷子

▶ これだけは押さえておきたい器械・器具の特徴

- 全体の形状は有鉤鑷子と同じだが、先端に鉤がない。そのため、有鉤鑷子に比べて把持力が弱い。
- 先端の把持面には横溝があり、組織が滑り落ちないように把持・牽引できる。13cm長や23cm長などがある。

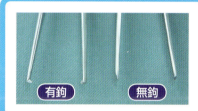
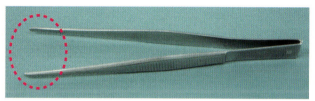

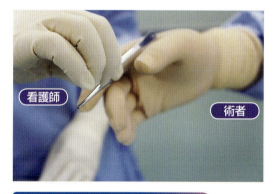

渡す際の注意ポイント

鑷子の先端を閉じて把持し、術者の第1指間（第1背側骨間筋のある部位）に鑷子の基部を当て、術者が柄部の滑り止めの溝がある部分をペンホールド式で把持できるように渡す。

▶ 使用するタイミング

「腸管や粘膜などの軟らかい組織を把持・牽引する時」「13cm長の鑷子は空腸の側々吻合時」「23cm長の鑷子はガーゼや止血材などの衛生材料を腹腔内へ挿入する時」などに用いる。皮膚切開時や閉創時は使わない。

先輩ナースの ダメ出しCheck!

先端を閉じた時にずれがないかを確認しておく。

術者の先生からのお願い

使用頻度の高い鑷子である。とにかくすぐに渡せるように近くに置いておく。

Column コラム
鉤がなくてもやっぱり痛い

無鉤鑷子の先端を開いたまま渡す場合、その直後術者が無鉤鑷子を持つと同時に先端を閉じることで指がはさまれることがある。無鉤鑷子は、有鉤鑷子と違い、先端に鉤はないが、結構痛く危険である。

第1章 ●開腹手術で使用する器械・器具

3 鑷子

2 有鉤(ゆうこう)鑷子

▶ **これだけは押さえておきたい器械・器具の特徴**
- ●先端の把持する部分に鋭利な鉤があり、組織を確実に把持できる。
- ●比較的固い組織の把持・牽引に適している。
- ●柄部には滑り止めの溝がある。

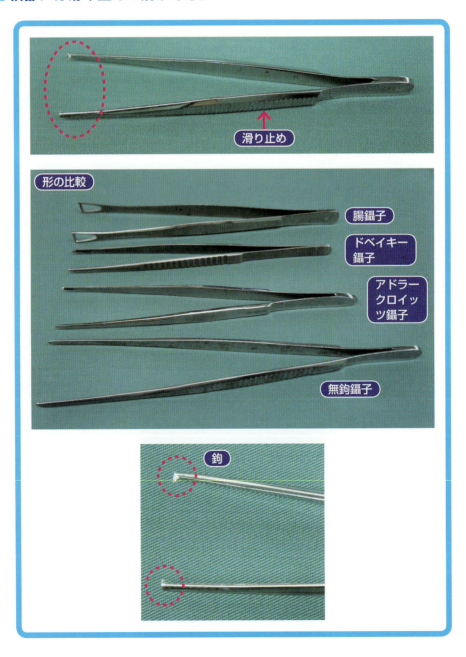

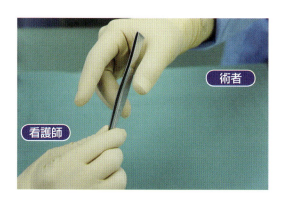

渡す際の注意ポイント

　鑷子の先端を閉じて把持し、術者の第1指間（第1背側骨間筋のある部位）に鑷子の基部を当て、術者が柄部の滑り止めの溝がある部分をペンホールド式で把持できるように渡す。

　鑷子の先端を開いたまま渡すと、術者へ渡した鑷子から手を放した瞬間に、先端の鉤が自分の指に引っかかり手袋が破損したり、切創を生じたりすることがあるため注意する。

▶ 使用するタイミング

　手術開始時の皮膚切開と閉創時に皮膚や皮下組織・筋層を把持する。先端に鉤があるため、腸管や血管など軟らかい組織を把持すると組織を挫滅させてしまう。

　そのため、開腹後から閉創までの間に使うことはほとんどない。

先輩ナースの ダメ出しCheck!

　鑷子の先端を術者へ向けて渡さないようにする。
　先端の鉤の嚙み合わせ、先端の鉤が欠損していないか、鉤に異物が付着していないか、準備時に確認しておく。

● 術者の先生からのお願い

　開腹時と閉腹時以外に使用することはほとんどないので、開腹が終わったら器械台の別の場所に置いておく。
　無鉤鑷子と絶対に間違わないようにする。

Column コラム
「こうぴん」って何？

　有鉤鑷子のことを「こうぴん」ともよぶ。「鉤」と「ピンセット」を組み合わせた造語だが、2通りの言語の単語を組み合わせている用語は結構多い。
　「胃管」を「マーゲンチューブ」（ドイツ語と英語の混合）とよんでいることも似た例である。特に悪いということではない。

第1章 3 鑷子

第1章 開腹手術で使用する器械・器具

3 鑷子

3 アドラークロイッツ鑷子

▶ これだけは押さえておきたい器械・器具の特徴

- 先端は、無鉤鑷子と同様の横溝とその先に2爪と3爪が向かい合っている。
- 先端は幅が広く、爪が浅い。
- リンパ節や腸管など脆弱な組織でも、無理な力を加えずにしっかり把持できる。

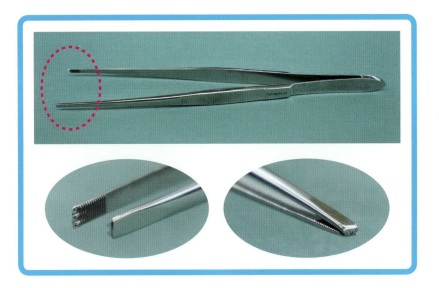

渡す際の注意ポイント

鑷子の先端を閉じ、基部を術者の第1指間に置くように渡す。

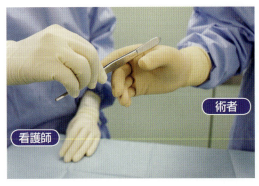

▶ 使用するタイミング

　腸管やリンパ節の把持・牽引に用いる。鑷子の弾性を利用し、先端を閉じた状態から開くことで、薄い膜様組織の剝離や、鑷子の基部をヘラや鉤の代わりにした組織の圧排や剝離にも使う。

🔵 術者の先生からのお願い 🔵

　術者の好みにもよるが、組織剝離やリンパ節郭清、吻合時に用いる。
　術野の深さに応じて長さを使い分けるので、長短2種類を用意しておく。

第1章
3
鑷子

先輩ナースの ダメ出しCheck!

　渡す際に鑷子の脚部の滑り止めのある面を上下にすると、術者は持ち変えねばならない。渡したらすぐにはさむ動作ができるように、脚部の滑り止め部分が術者の指腹の位置にくるように渡す。

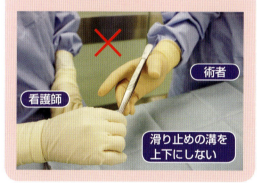

Column コラム
スウェーデンのメーカー

　アドラークロイッツ鑷子は、5爪鑷子やスティーレ鑷子ともよぶ。スティーレ社は1836年に設立したスウェーデンの手術器具メーカーである。スウェーデン鑷子やロンジュール（骨鋭匙鉗子）、スーパーカット剪刀などを作ったことで有名である。

第1章 開腹手術で使用する器械・器具

3 鑷子

4 ドベイキー鑷子

▶ これだけは押さえておきたい器械・器具の特徴

- 先端に1本の縦溝と2本の縦溝があり、それぞれの縦溝には繊細な横溝がある。
- 繊細な構造になっており、血管や薄い膜など脆弱な組織を傷つけずに把持できる。

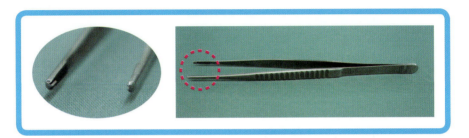

渡す際の注意ポイント

アドラークロイッツ鑷子と同様である。

▶ 使用するタイミング

繊細な組織を挫滅させずに把持できるので、血管の把持や血管周囲の剝離操作に用いる。腹腔内操作ではケリー鉗子などの剝離鉗子やメッツェンバーム剪刀などの剪刀と同様に、使用頻度が高い。

先輩ナースの ダメ出しCheck!

アドラークロイッツ鑷子と同様である。

術者の先生からのお願い

アドラークロイッツ鑷子と同様である。

Column コラム
有名なドベイキー先生

マイケル・ドベイキー（Michael Ellis DeBakey, 1908～2008）は世界に名高い米国の心臓外科医である。血管外科の神様と呼ばれ、世界最初の頸動脈内膜剝離術（1953）や冠動脈バイパス術（1964）、左心補助装置の移植術（1966）に成功した[1]。急性大動脈解離のDeBakey分類でも知られる。

第1章 ● 開腹手術で使用する器械・器具

3 鑷子

5 腸鑷子

これだけは押さえておきたい器械・器具の特徴
- 先端は幅が広く、短く細かい縦溝があり有窓になっている。
- 微細な溝が脆弱な組織をしっかりとやさしく把持する。

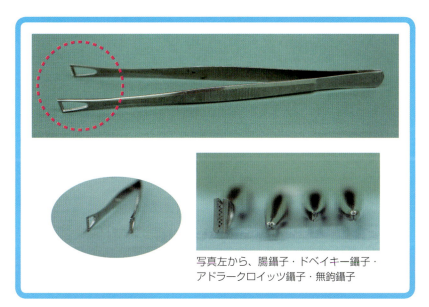

写真左から、腸鑷子・ドベイキー鑷子・アドラークロイッツ鑷子・無鉤鑷子

渡す際の注意ポイント
アドラークロイッツ鑷子と同様である。

使用するタイミング
腸管壁や腸管切離後の断端を把持・牽引する時に用いる。

先輩ナースのダメ出しCheck!
腸管内腔は不潔なので、腸管の断端を把持・牽引した時は、ほかの器械と混同しないように不潔器械としてバブコック鉗子、アリス鉗子、腸鉗子などと同様に扱う。

術者の先生からのお願い
腸管内腔に接触する場合があるので、使用後は汚れを拭き取っておく。使用後は不潔と考え、ほかの器具とは分けて保管する。

4 メス

1 円刃刀(えんじんとう)

▶ **これだけは押さえておきたい器械・器具の特徴**

- メスの柄の先端には突起があり、差し換え式の替刃の「抜き穴」に合わせてはめ込み、使用する。
- 替刃を装着する先端の突起近くには、すべり止めの溝がある。
- 替刃のサイズにより適合するメスホルダー(替刃柄)のタイプが違う。
- メスホルダーに番号が刻印してあり、No.3、4、7がある。写真のNo.4のメスホルダーは、円刃刀のNo.20番台(ほとんどNo.21メスが使われている)に用いる。
- No.3とNo.4のメスホルダーの柄部は、No.7のメスホルダーの柄部よりもやや幅が広く短い。
- No.3とNo.7のメスホルダーは、どちらもNo.10番台の替刃(No.10；円刃刀、No.11；尖刃刀、No.15；小円刃刀を使うことがほとんどである)に用いる。

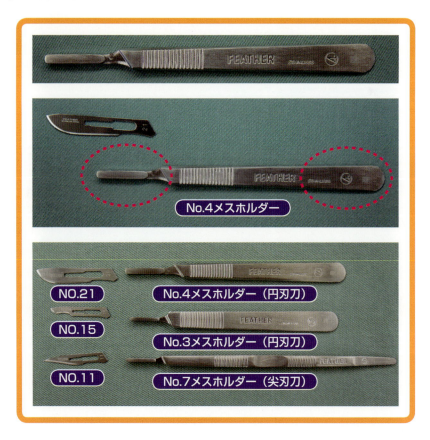

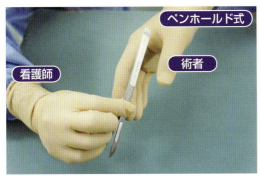
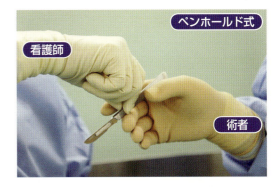
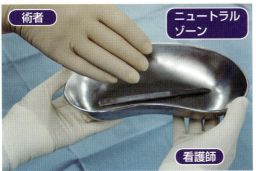
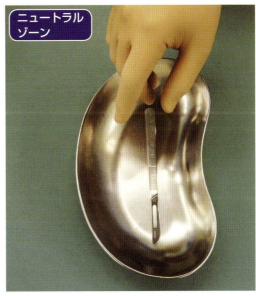

渡す際の注意ポイント

　メス刃が剥き出しであるため、器械出し看護師・術者共に切創に注意する。刃に触れないように替刃柄の頸部付近を持ち、刃先を下向きにして渡す。刃先を術者や助手などへ向けない。

　「メスです！」など声を出し、術者がしっかり受け取ったことを確認してから手を離す。

　直接渡す以外に、膿盆やトレーなどの容器に入れて術者に取ってもらうニュートラルゾーンを設けて渡す方法などもある。術者とあらかじめ協議し申し合わせしておくとよい。

▶ 使用するタイミング

　執刀を開始する時の皮膚切開や筋膜・粘膜などの切離に用いる。

　また、リスター鉗子使用時の十二指腸切離や胃体部切離など、臓器の切離に用いることがある。

先輩ナースの ダメ出しCheck!

替刃を外す時は手で外さない。ペアン鉗子などを用いて外すか、専用の替刃を外す器具を用いるとよい。術者からメスを受け取る時は、刃の部分を持たない。

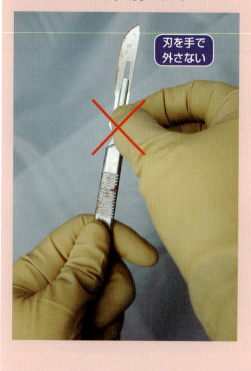

刃を手で外さない

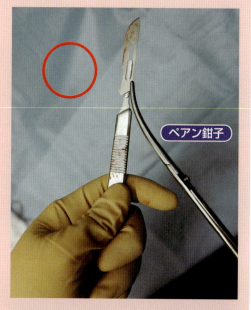

ペアン鉗子

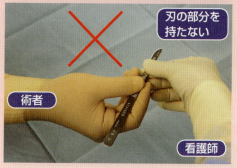

刃の部分を持たない

術者　看護師

術者の先生からのお願い

　比較的大きな皮膚切開時に用いる。一般的に開腹手術や開胸手術の開始時に術者が「メス」といえば円刃刀のことである。
　「ペンホルダー」や「バイオリンボウ」など術者によって持ち方が異なることがあるので、声に出してしっかりと渡す。
　返却時もケガをしないように、直接手渡しよりも、器械台（トレーなど）に返してもらうほうが安全である。

Column コラム 円刃刀関連の製品

術後に替刃を外す器具である。替刃を差し込むだけで外れ、そのままボックス内に回収されて廃棄できる。

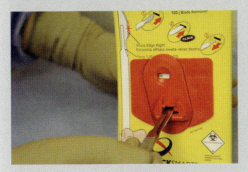

替刃をセットし、蓋を閉めて引き抜くだけで替刃が外れるリムーバーである。滅菌済みのため、術中の清潔野で使用できる。

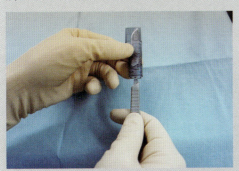

(写真撮影協力：村中医療器株式会社)

リムーバーにメス刃が収まり、廃棄までの保管が安全である。

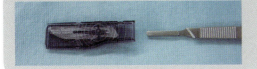

刃先を覆うセーフティカバーと替刃を外すリリーススイッチの安全機能付きメスホルダーである。高圧蒸気滅菌が可能。

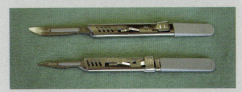

(写真撮影協力：メドライン・ジャパン合同会社)

セーフティカバーで刃部を覆っている。使用しない間は刃部が剥き出しにならず安全に保管できる。

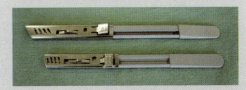

リリーススイッチを押してスイッチ先端を替刃の下に潜り込ませ、セーフティカバーをスライドさせると替刃が外れる。替刃に触れることなく外せる。

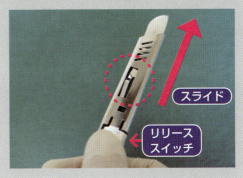

第1章 ● 開腹手術で使用する器械・器具

4 メス

2 尖刃刀（せんじんとう）

▶ これだけは押さえておきたい器械・器具の特徴

- メスの柄の先端に突起があり、差し換え式の替刃の「抜き穴」に合わせてはめ込んで使用する。
- 写真のメスホルダー（替刃柄）はNo.7のメスホルダーである。No.4のメスホルダーに比べ細長く、先端の突起がひとまわり小さい。

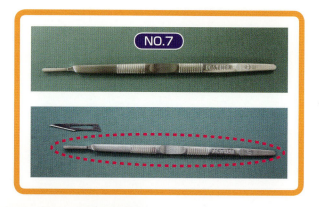

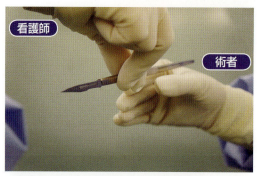

渡す際の注意ポイント …

替刃柄の尾部を術者の第1指間に乗せるように渡す。

尖刃刀は刃先が鋭利であるため、容易に手指に突き刺さりやすい。受け渡し時には術者へ渡した直後の手の動線・タイミングに注意する。

▶ 使用するタイミング

開腹の腹膜切開時や臓器・脈管の離断・切開時に用いる。胆嚢摘出時の胆嚢管切離、虫垂切除時の虫垂根部の切離、腸管の側々吻合・端側吻合における腸管の吻合口切開、胆管空腸吻合における総胆管・総肝管の切開、腸管切離後の断端形成、血管の分離結紮における結紮糸間の距離が短く剪刀で切離できない時など、腹腔内操作においてさまざまな場面で使用する。

No.7のメスホルダーは、No.11（尖刃刀）、No.15（小円刃刀）、No.10（円刃刀）に使う。

先輩ナースの ダメ出しCheck!

術野で使用しない時は、ほかの器械と混同しないように区分けして保管しておく。

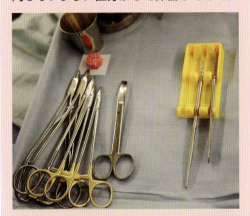

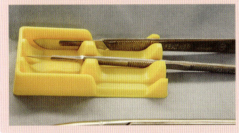

術者の先生からのお願い

内視鏡下手術のトロッカー挿入のための皮膚切開や、胆嚢管や虫垂切離、腸管吻合時の吻合口作成時など、細かい作業にも用いる。先端が尖っているため、円刃刀より取り扱いには注意を要する。

とにかく、渡す相手に刃先を向けないように、器械出し看護師と術者共に注意する。

皮膚切開を何回か行った後は、切れ味が落ちるので、その後の腸管切離の際は刃を付け替えてほしい。

Column コラム
手術室における針刺し・切創事故

1996年から2001年のEPINet™日本版（exposure prevention information network；針刺し・切創などの血液・体液曝露を記録し追及する標準的な方法を提供するために開発されたシステム）で蓄積された全国エイズ拠点病院921施設における針刺し・切創事故発生状況は、半数以上が使用から廃棄までの間に発生しているというデータがある[1]。

手術室における針刺し・切創事故の発生状況は、「受け渡し中」が50％、「使用後から処分までの間」が29％である[2]。また、器械出し看護師の針刺し・切創の原因器具は、「縫合針」59％、「注射針」は13％、「鋭利な器材」「メス刃」「電気メスの刃」「固定用ピン」がそれぞれ7％となっている[2]。

器械出し看護師や術者にとって、鋭利な器具の受け渡しは感染のリスクに曝されている。また、術後に器具を洗浄する材料室のスタッフや手術に使用したメス刃などの鋭利な器具を回収・処理する廃棄物処理の作業者なども同様である。例えば、メス刃が替刃柄に付いたままの時や、廃棄物容器からはみ出ている時など、鋭利な器具が適切に処理されないままの場合、手術に直接関わっていないスタッフにも感染する危険性が増す。

術者をはじめ手術チーム全体で良好なコミュニケーションを図り、円滑な器具の受け渡しを心がけ、未使用・使用後にかかわらず、鋭利な器具は安全に処理し、針刺し・切創事故による感染を起こさないように努める[3]。

第1章●開腹手術で使用する器械・器具

5 鉤類

1 筋鉤（ランゲンベック扁平鉤）

▶ **これだけは押さえておきたい器械・器具の特徴**
- 鉤の部分は平坦で先端は内側へ軽く曲がっている。
- 先端部の幅や長さは数種類ある。
- 上腹部手術で肝臓を頭側へ圧排する際に用いる肝臓鉤に似ている。肝臓鉤は、鉤の先端部が内側ではなく外側へ曲がっている。

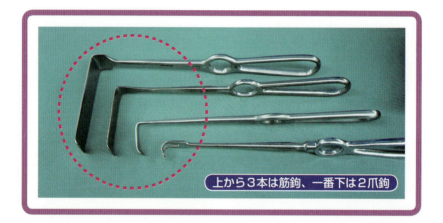

上から3本は筋鉤、一番下は2爪鉤

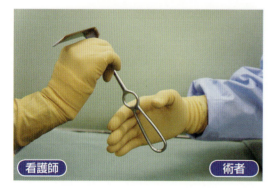

看護師　術者

渡す際の注意ポイント

先端部あるいは頸部付近の柄の部分を持ち、先端部の向きを術者の手掌が向いている向きと同じ方向にする。術者の手掌に把持部がくるように渡す。

▶ 使用するタイミング

開腹・閉腹の際、筋膜の露出や筋肉の牽引、手術部位の視野を確保するために器官や組織を圧排する目的で用いる。

先端部の幅・長さが各種あるので、創部の大きさや深さに応じて使い分ける。

術中に先端部の幅・長さが小さく短い筋鉤を使うことはほとんどない。

先輩ナースの ダメ出しCheck!
天地の向きが間違っている。

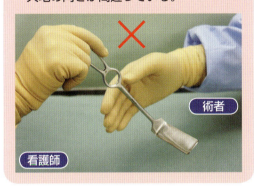

術者の先生からのお願い

筋鉤は、展開したい術野の深さや組織の厚みによって、使用するサイズが異なる。術野をよく観察し、適正なサイズのものを渡してほしい。

Columnコラム ほかの呼び方

筋鉤のことをハーケン（Harken；ドイツ語）やレトラクター（Retractor；英語）などとも呼ぶ。

第1章 ● 開腹手術で使用する器械・器具

5 鉤類

2 爪鉤（そうこう）

▶ これだけは押さえておきたい器械・器具の特徴
- 先端部に2本の長い爪がある。
- 先端が鈍的な鈍鉤と鋭い鋭鉤がある。消化器外科では鈍鉤を使う。
- 鋭鉤は主に骨を牽引する時に使用する。消化器外科では使わない。

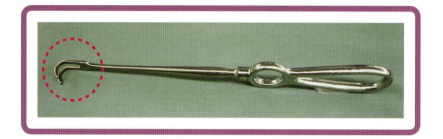

渡す際の注意ポイント

筋鉤と同様である。渡すタイミングがずれると、先端の鉤が手袋に引っ掛かり、切創する危険がある。先端の鉤の向きを術者の手背側へ向けて渡すと、術者は持ち変えなければならない。

▶ 使用するタイミング

皮膚切開後に皮膚や皮下組織を牽引するために使う。

先輩ナースの ダメ出しCheck!

皮膚・皮下組織の次は筋膜を切開する。先端部の幅が狭く短い筋鉤を使うので、すぐ出せるように準備しておく。

術者の先生からのお願い

開腹、閉腹時に使用する。渡し方は筋鉤と同様である。

Column コラム 爪鉤のややこしさ

2爪鉤のほか、先端部の爪の数により単爪、3爪、4爪などの鉤があり、それぞれ鈍鉤と鋭鉤がある。大きさも異なる。
単鋭鉤には、骨や神経の牽引用タイプ、脳神経外科の硬膜用タイプ、形成外科の皮膚の牽引に適したタイプなどがある。
3爪鉤、4爪鉤は脊椎手術で脊椎骨を展開するタイプや手の外科用タイプなどがあり、爪鉤の種類・用途は多彩である。

第1章●開腹手術で使用する器械・器具

5 鉤類

3 腹壁鉤（鞍状鉤）
（ふくへきこう）（あんじょうこう）

▶ これだけは押さえておきたい器械・器具の特徴
- 先端の鉤の部分は半円状に曲がっており、外側中央部は凹んでいる。
- 縁は丸みがあり、鈍である。

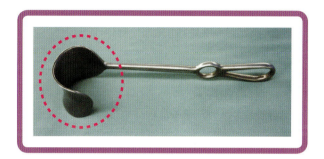

渡す際の注意ポイント
筋鉤と同様である。腹壁の厚さに応じ、鉤の大きさ・幅を選ぶ。

▶ 使用するタイミング
開腹後、皮膚から皮下組織・筋層・腹膜までの腹壁を鉤の内側で引いて使う。また、開創器や創縁保護材を外した後の腹腔内洗浄や観察の際に用いる。

先輩ナースのダメ出しCheck!
筋鉤・2爪鉤と同様である。

術者の先生からのお願い
腹壁を大きく牽引する際に使用する。渡し方は筋鉤と同様である。

Column コラム
馬具にソックリ

先端部が馬具である鞍の形状をしていることから、鞍状鉤ともよぶ。

第1章 ● 開腹手術で使用する器械・器具

5 鉤類

4 自在鉤（ヘラ）

▶ これだけは押さえておきたい器械・器具の特徴
- 全体が板状の薄いヘラで、両端が丸い形状をしており角がない。
- フレキシブルな材質でできており、ヘラを柔軟に折り曲げることができる。
- 幅や長さは、さまざまな種類がある。

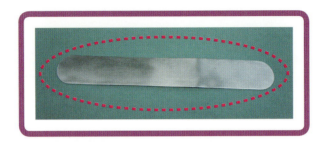

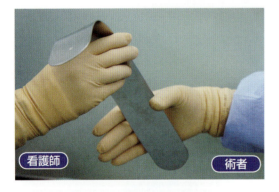

渡す際の注意ポイント

術野の深さ・幅に応じて、あらかじめヘラを軽く折り曲げておく。

先輩ナースの ダメ出しCheck!

ヘラの折り曲げた部位が、金属疲労により断裂することがある。亀裂の有無や容易に曲がりやすくなっている箇所がないかを確認する。

術者の先生からのお願い

展開したい術野に応じて、使用する幅や折り曲げる長さを変える。術野をよく観察し、適正な幅を選択し、適正な長さに折り曲げて渡してほしい。

▶ 使用するタイミング

腸管や臓器を圧排し、視野を確保するために、ヘラを術野の深さに合わせ折り曲げて使う。また、閉創時は腸を保護するために、ヘラを平らにして使う。

Column コラム　ババヘラって知ってる？

　ヘラを"スパーテル"ともよぶ。ドイツ語では"Spatel"、英語ではSpatulaである。消化器外科以外にもヘラを使う診療科・手術は多々ある。脳神経外科で使うヘラを"脳ヘラ"とよんでいることがしばしば見受けられるが、ヘラは漢字で「箆」と書き、"○○ベラ"ではなく"○○ヘラ"が正しい。

　まったくの余談ではあるが、ヘラにまつわる話題として、夏の秋田県では道路沿いにビーチパラソルを立て、中年女性がヘラを使ってコーンに薔薇のような花を形どったアイスを売る光景が見られる。そのアイスや販売スタイルは「ババヘラ」とよばれている。

第1章●開腹手術で使用する器械・器具

5 鈎類

5 ケント吊り上げ鈎

▶ これだけは押さえておきたい器械・器具の特徴

- 腹壁鈎と鈎を引いて固定するリール、リールを固定するアーチ、アーチを架ける支柱、支柱を手術台の両側に固定する固定器で構成される。写真（下）は両側を同時に吊り上げる「ケント式」である。
- リールはアーチのどの部分でも固定が可能で、吊り上げたい方向に合わせ固定位置を調整できる。
- アーチ型バーは半分に分かれるタイプと半分に折れるタイプがあり、いずれも中央の接続部に付属の鍵を差し込んで使う。

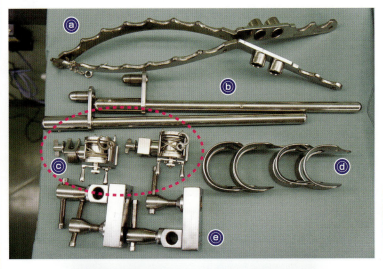

アーチ型バー（ⓐ）、支柱（ⓑ）、リール（ⓒ）、鈎・弁・フック（ⓓ）、支柱固定器（ⓔ）

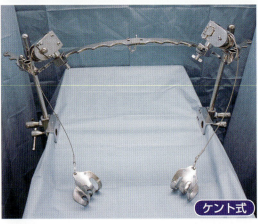

ケント式

ケント式は、頭方外側へ吊り上げることに適しており、主に胃切除術や膵頭十二指腸切除術・肝臓手術など上腹部の手術に用いる。

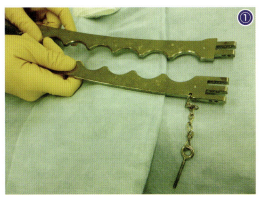
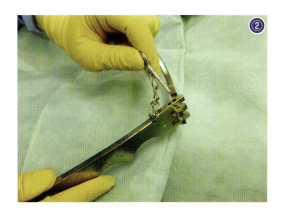
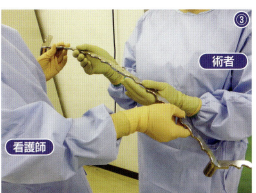

渡す際の注意ポイント

アーチの接続部に付属の鍵を差し込んで組み立て（写真①〜③）、アーチを開いて渡す。

▶ 使用するタイミング

消毒前に支柱の固定器を手術台レールに設置しておく。支柱とアーチの設置は、「ドレープを掛ける前」と「掛けた後」のどちらで行うか、施設により違いがある。

開腹後、鉤を腹壁にかけ、リールから引き伸ばしたワイヤーの先にある爪を鉤にかけてリールを回して引くと、腹壁が吊り上げられ視野を確保できる（写真④）。

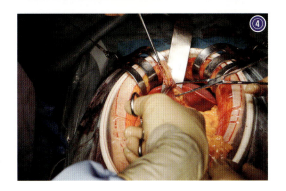

先輩ナースの ダメ出しCheck!

アーチを折り曲げたまま渡すと、不安定に動き、差した鍵がゆるみ、組み立てたアーチが外れ、患者の体の上などに落下する可能性がある（写真⑤）。

また、アーチに付属の鍵が外れて体内に残ってないかについて、術前・中・後を通して確認する。

ワイヤーが劣化してほつれていると、手袋などに引っ掛かることや牽引していた鉤がゆるんでしまうことがあるので、使用前後に点検する（写真⑥）。

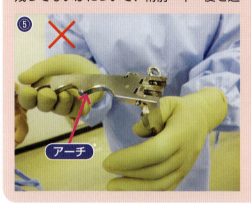

⑤ アーチ

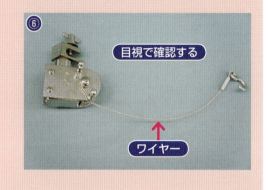

⑥ 目視で確認する ワイヤー

術者の先生からのお願い

上腹部の手術に使用する。腹壁の厚さに応じて鉤のサイズを変える。

アーチやリールなどは、重量のある器具なので、受け渡し時にケガをしないように気を付ける。

第1章 ● 開腹手術で使用する器械・器具

5 鈎類

6 直腸鈎

▶ これだけは押さえておきたい器械・器具の特徴
- 鈎の先端部は同じ幅のヘラ状で、縁は丸みがあり角がない。
- 先端部（ヘラ）が弱弯と強弯のタイプがある。把持部は円錐状で握りやすくなっている。

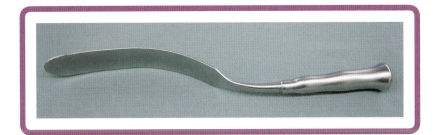

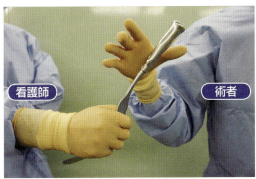

渡す際の注意ポイント

鈎を持って把持部が術者の手掌に収まるように渡す。医師が鈎を受け取った後、鈎の向きを変えるために持ち直さずにそのまま臓器を圧排できるように、鈎の先端を下向きにして渡すことが多い。

▶ 使用するタイミング
直腸手術などにおいて、狭く深い骨盤内臓器（直腸や膀胱）を圧排するために用いる。

先輩ナースの ダメ出しCheck!
上腹部手術では、ほとんど使わない。

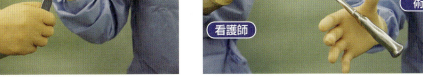

術者の先生からのお願い

主に直腸の手術において助手が骨盤内を展開する時に用いる。2本1組で使うことがあるので、その際は1本ずつ渡す。

Column コラム 呼び方の種類

鈎の弯曲や柄部の屈曲・把持部の形状により、違いはあるが、直腸圧定鈎や膀胱圧定鈎とも呼ばれている。圧定鈎の呼び方は、圧排固定の略称と考えられている。

第1章 開腹手術で使用する器械・器具

5 鉤類

7 バルフォア開腹鉤（中山式開創器）

▶ これだけは押さえておきたい器械・器具の特徴

- ゴッセ開創器と似ている。ゴッセ開創器はバーが1本だが、バルフォア開腹鉤にはバーが2本あり、端にはネジが付いている。
- バーの端に固定された鉤と、バーの上で平行にスライドする鉤をもつ。
- 鉤の先端部は棒状の弯曲した形状である。
- 外側のバーには、ネジで固定する補助鉤があり、取り外し可能である。

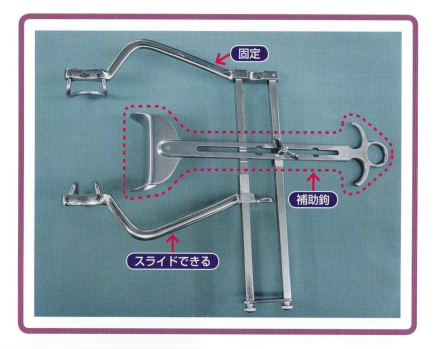

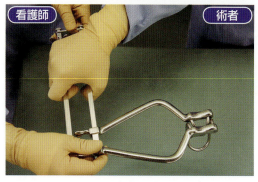

渡す際の注意ポイント

バーの上をスライドする鉤を固定鉤側へ移動させ、鉤を閉じて渡す。術者がバーの部分をしっかり持つことができるようにして渡す。

▶使用するタイミング

開腹後に腹壁を両側へ、また、補助鉤を付けて足側へ開き、視野を確保する。

先輩ナースの ダメ出しCheck!

ネジが3個あるため、術前・中・後を通して、落下や紛失がないかを確認する。

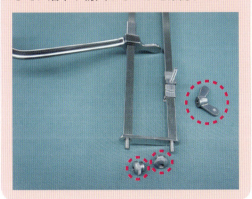

術者の先生からのお願い

補助鉤は使わないことがあるので、取り外した状態にしておく。

落下して腹腔内に落ちた事例があるので、ネジがゆるんでいないか使用前後にチェックする。

Column コラム 肥満体型用

バルフォア開腹鉤は、肥満体型の患者用に開発された開創器である。

第1章 ● 開腹手術で使用する器械・器具

5 鉤類

8 オムニトラクト開創器

これだけは押さえておきたい器械・器具の特徴

- 手術台のサイドレールに取り付ける支柱は、ドレープの上から取り付けることが可能である。
- 腹壁鉤やヘラのタイプなど鉤の種類が多く、手術や患者の体格に応じてさまざまな鉤の組み合わせができる。
- 鉤の脱着が容易に行える。

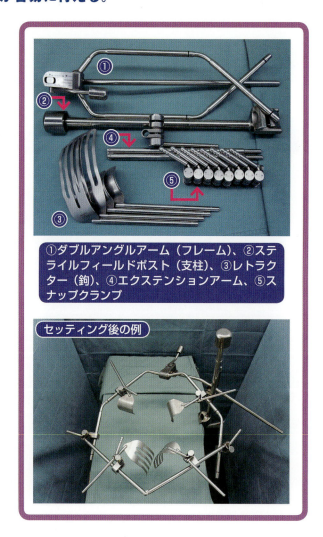

①ダブルアングルアーム（フレーム）、②ステライルフィールドポスト（支柱）、③レトラクター（鉤）、④エクステンションアーム、⑤スナップクランプ

セッティング後の例

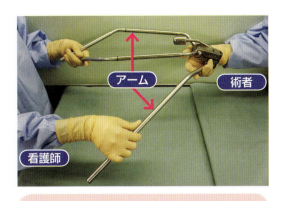

渡す際の注意ポイント

アームが下方へ落ちやすいので、アームを支えながら渡す。

▶ 使用するタイミング

開腹後、消化管や臓器を鈎で圧排するために用いる。

術者の先生からのお願い

パーツが大きく、重量があるので、取り扱いに注意する。使用する鈎は数種類あるので確認してから渡す。

先輩ナースの ダメ出しCheck!

支柱をサイドレールに固定する際、点滴ラインやモニターコードなどがはさまれていないか、術者と外回り看護師と共に注意する。

フレームを支柱に取り付けてロックする際、レバー部分の下面が患者の皮膚を圧迫することがあるので、注意する。

第1章 開腹手術で使用する器械・器具
5 鉤類

9 骨盤鉤（セントマークス鉤）

▶ これだけは押さえておきたい器械・器具の特徴
- 筋鉤（ランゲンベック扁平鉤）やほかの鉤と比べて先端部の幅が広い。
- 鉤を持つ把持部はドアイヤン型で、ランゲンベック型より丸みがある。
- 把持する手への滑り止めの突起がある。

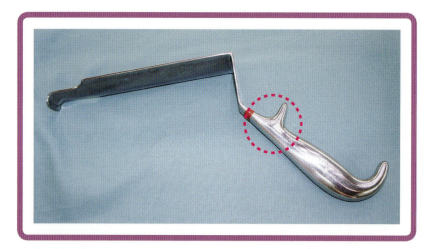

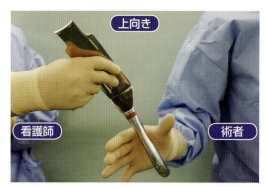

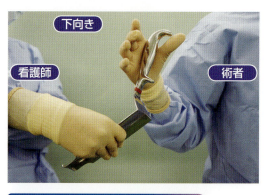

渡す際の注意ポイント

　鉤の先端部を上向きにして持って渡す方法と、下向きにして渡す方法がある。

　鉤を上向きにして渡した場合は、術者は組織を圧排する際に、持つ手の向きを変えねばならない。鉤を下向きに渡した場合は、鉤を受け取った術者が、鉤の先端部の向きを変えることなく、組織を圧排できることが多い。

▶ **使用するタイミング**

先端部の広い幅を活かし、骨盤内の臓器を幅広く圧排する時や、直腸手術など視野が深く狭い部位を圧排する時に用いる。

> 先輩ナースの **ダメ出しCheck!**
>
> 骨盤鈎を使う時は、深い術野での操作のため、器械出し看護師からは見えにくいことが多い。先端部や柄部が長い器械を、準備しておく。

> ● **術者の先生からのお願い** ●
>
> 直腸癌手術における深部骨盤の展開に用いる。
>
> 主に助手が使用することが多く、術者が左手で使用することもある。
>
> 施設によっては骨盤鈎が数種類あるので、その場合は「セントマークス鈎」と呼称し、区別する。

第1章 ● 開腹手術で使用する器械・器具

5 鉤類

10 ゴッセ開創器

▶ これだけは押さえておきたい器械・器具の特徴

- バルフォア開腹鉤（中山式開創器）に似ているが、バーが1本であることと補助鉤がないことが異なる。
- バーの上をスライドする鉤を固定するネジの付いている製品もある。
- 成人用と小児用の2種がある。

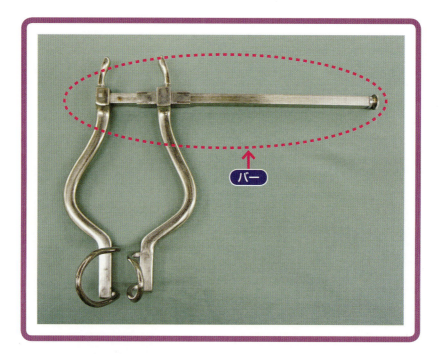

バー

渡す際の注意ポイント

バルフォア開腹鉤（中山式開創器）と同様である。

▶ 使用するタイミング

ゴッセ開創器は、上腹部正中切開時やケント吊り上げ鉤と併用し使用することが多い。切開部が大きい手術では、開創に限界がある。

先輩ナースの ダメ出しCheck!

準備時にネジを締めてもゆるくなってないかを確認しておく。術中もネジがゆるみやすいので注意する。

術者の先生からのお願い

バルフォア開腹鉤と同様である。

6 吻合器、縫合器

1 自動吻合器（環状吻合器）

▶ これだけは押さえておきたい器械・器具の特徴

- キノコ型のアンビルと本体を合体させて消化管を吻合する器械。本体の先端に円筒状のメスと2列の円筒状のステイプラーが配してある環状吻合器である。
- 吻合する消化管の太さ・厚さなどにより使用するサイズが違う。主にEEA™ステープラー（以下EEA）とプロキシメイトILS*（以下ILS）の2製品があり、ヘッドのサイズが異なる。サイズはEEAが21、25、28、31、33mmの5種類あり、ILSが21、25、29、33mmの4種類ある。
- ILSは、セッティング・スケールがあるため、アンビルと本体との間隔や吻合部位の組織の厚みに適した吻合の調整が可能で、切離と吻合の完了がわかる製品である。

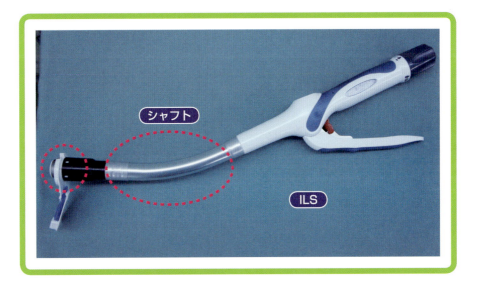

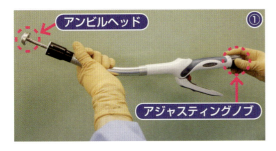

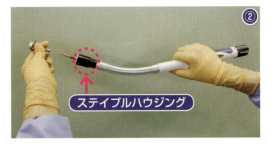

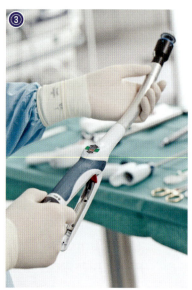

(写真提供：ジョンソン・エンド・ジョンソン株式会社エチコン事業部)

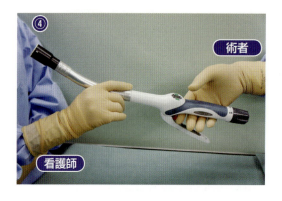

渡す際の注意ポイント

　自動吻合器本体後部のアジャスティングノブを回し、先端から出たトロッカーをステイプルハウジング内に戻してから渡す（写真①②）。また、アンビルと本体の先端に潤滑剤（ゼリー）を塗布し、スムーズな挿入と腸管内腔の損傷を防ぐ。

　自動吻合器は高額である。アンビルを本体より外す際は、勢いよく行うと飛ばす恐れがあるので、慎重に外す（写真①②）。本体を把持する時はシャフトと把持部を両手で支え、誤って落下しないようにする（写真③）。渡す際は慎重に行う（写真④）。

先輩ナースの ダメ出しCheck!

　吻合に使用した自動吻合器は外回り看護師か外回りの医師へ渡す。外回りの医師が、吻合が完全に行われているかを、アンビルヘッドに残った組織がドーナツ状になっていることで確認する。

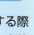 術者の先生からのお願い

　アンビルヘッドを把持鉗子で把持する際は、ヒンジ部分を決して把持しない。本体を渡す時はトロッカーをステイプルハウジングに完全に収納した状態で渡す。

　本体のヘッド部分にゼリーを塗布する際は、術者の確認後にする。

▶ 使用するタイミング

　手縫い吻合が行いにくい横隔膜下や骨盤腔の深部など、胃全摘術での食道空腸吻合や直腸低位前方切除術での結腸直腸吻合などで使う。

　切離した腸管の口側に巾着縫合糸をかけ、本体の先端より外したアンビルを挿入する。吻合器本体の先端を腸管の肛門側より挿入し（写真⑤）、吻合予定の部位でアジャスティングノブを回して腸管内腔からトロッカーを突き出す（写真⑥）。そして、アンビルと合体させ、アジャスティングノブを回し、アンビルと本体を引き寄せて（写真⑦⑧）、ハンドルを握ると、引き寄せた腸管の内腔を打ち抜いて吻合する。

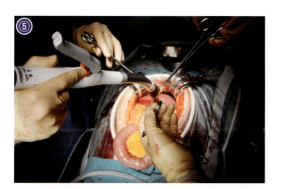
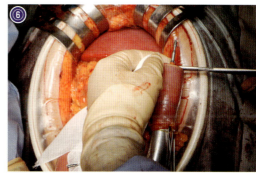
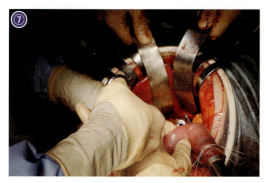
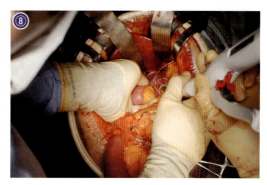

第1章 ●開腹手術で使用する器械・器具

6 吻合器、縫合器

2 自動縫合器（線状吻合器）

▶ これだけは押さえておきたい器械・器具の特徴

- 本体を2つに分離できるカートリッジフォークとアンビルフォークからなる（写真①②）。カートリッジは縫合の長さや高さの異なるさまざまな製品がある。
- 消化管の切離と切離線の口側・肛門側の閉鎖を同時にする器械である。
- 写真③は腹腔鏡下手術と開腹手術で用いる。カートリッジのある先端の根元が屈曲するので、骨盤内の狭い部位での操作が容易である。

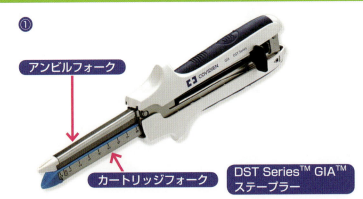

① アンビルフォーク／カートリッジフォーク
DST Series™ GIA™ ステープラー
（写真提供：コヴィディエンジャパン株式会社）

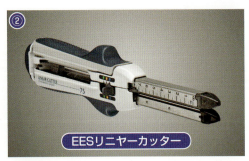

② EESリニヤーカッター
（写真提供：ジョンソン・エンド・ジョンソン株式会社エチコン事業部）

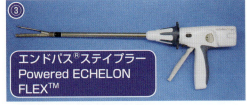

③ エンドパス®ステイプラー Powered ECHELON FLEX™

＊本体のシャフトが長く、ハンドルがあるので、初心者にとっては自動吻合器と混同しやすい形状かもしれない。
（写真提供：ジョンソン・エンド・ジョンソン株式会社エチコン事業部）

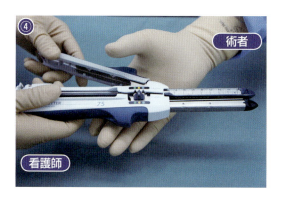
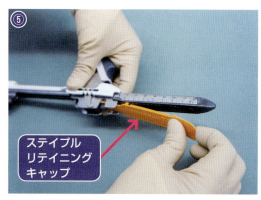
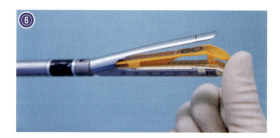
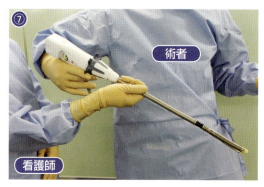

渡す際の注意ポイント

　外回り看護師にパッケージを開封してもらって取り出したら（写真④）、ハンドルを開いて本体を2つに分離し（GIA™ステープラー、EESリニヤーカッターの場合）、カートリッジフォークに付いているステイプルリテイニングキャップを外してから渡す（写真⑤⑥）。

　GIA™ステープラーやエンドパス®ステイプラーなど本体のシャフトが長い製品の場合は、カートリッジがある先端を術野へ向けて渡す（写真⑦）。術者は受け取った後に術野上で先端の向きを変えるために旋回させることなく、縫合に取り掛かることができる。

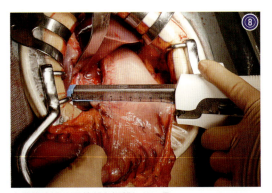
自動縫合器で胃体部を切離している。

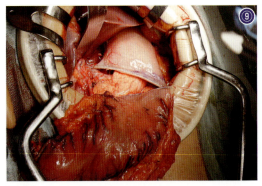
切離後。

▶ 使用するタイミング

幽門側胃切除術で胃体部を切離する際や結腸の機能的端端吻合など、消化管の切離や側々吻合、切離した腸管の断端を閉鎖するために用いる（写真⑧⑨）。

カートリッジは、縫合のつどに取り替える。

先輩ナースのダメ出しCheck!

カートリッジ交換の際は、アンビルフォークに残ったステイプルや組織をガーゼなどで取り除く。

術者の先生からのお願い

組織の厚み、長さによってカートリッジを選択するので、開封する前に、必ず術者に確認する。

カートリッジは確実にカートリッジフォークに装填し、ミスファイアの原因にならないようにする。

Column コラム 新商品の紹介

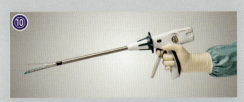

（写真提供：ジョンソン・エンド・ジョンソン株式会社エチコン事業部）

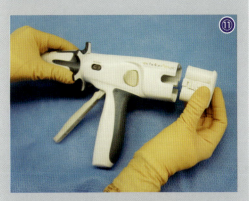

ファイヤ時の手ぶれを防止し、片手でも安定したステイプル形成ができるように開発された電動式の製品が登場している（写真⑩）。使用前に付属の電池を取り付ける（写真⑪）。

6 吻合器、縫合器

3 タバコ縫合鉗子

▶ これだけは押さえておきたい器械・器具の特徴

- タバコ縫合鉗子（Purse String Instrument；PSI）の先端部は波型に咬合し、左右両側端に糸を通す穴がある。
- 腸管をはさみ、一方の先端部の端にある穴から直針で縫合糸を挿入し、咬合した反対側の先端部の端からも縫合糸を通すと、腸管壁は均等な間隔で波状に糸がかかり、巾着縫合できる。
- 本項ではリユースタイプ（鋼製器具）のタバコ縫合鉗子を紹介したが、ディスポーザブルタイプには消化管をはさんで圧挫するだけで、ステイプルと縫合糸が出て縫合できるタイプがある。

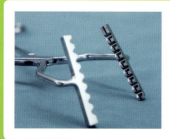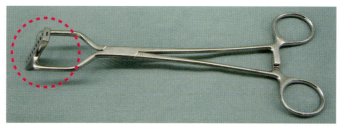

渡す際の注意ポイント

鉗子の関節部付近を持ち、把持部を術者の手掌に収まるように渡す。止血鉗子などと同様に渡す。

▶ 使用するタイミング

器械吻合で胃全摘術における食道空腸吻合や直腸低位前方切除術での結腸直腸吻合をする際に使用する。切離予定線または腸管を切離後、腸管にかけておいた鉗子の口側の腸管をはさみ、直針付き縫合針（2-0プロピレン糸）を通して、自動吻合器のアンビルを巾着縫合し、固定する。

先輩ナースのダメ出しCheck!

タバコ縫合鉗子を渡した後は、すぐに直針付き縫合糸を渡せるように、持針器に縫合針を把持し準備しておく。

術者の先生からのお願い

この器具を使用する時は、標本の摘出や再建が近づいていることを示している。

使用時には、アリス鉗子またはバブコック鉗子、自動吻合器の準備を始める。自動吻合器は、サイズを確認しておくとよい。

Column コラム 巾着袋とタバコ縫合

　タバコ縫合は、袋の口をひもで縛る巾着袋のようなので、巾着縫合ともいう。また、昔の煙草は、煙管の中へ刻んだ煙草の葉を入れ、火をつけて吸っていた。その煙草の葉を入れる袋が巾着袋だったことからタバコ縫合と呼ばれるようになったようだ。

　タバコ縫合の縫い目は並縫い状であるが、並縫いをぐし縫い（表裏とも同じ大きさの細かい針目で縫う方法で、和裁の最も基本的な縫い方）ともいう。

●コラム

鋼製器具の製造工程

　ミズホ株式会社のご協力により、鋼製器具の製造工程をご紹介する。私自身、鋼製器具が、人の手で丁寧に作られていることを知り、一層丁寧に取り扱うことを決意した（図❶－❼）。

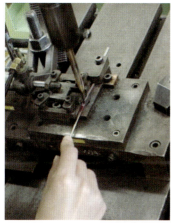

図❶　鉗子のボックス部のメス側部分を加熱して開いている様子

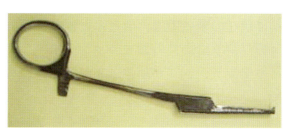

図❷　ボックス部のメス側の部分

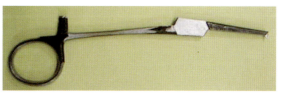

図❸　ボックス部のオス側の部分

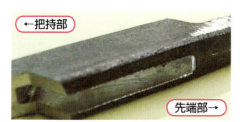

図❹　ボックス部のメス側の部分を加熱し開いている部分

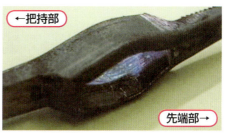

図❺　加熱し開いた状態

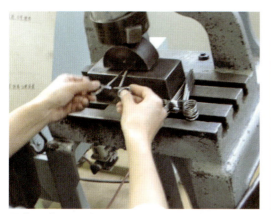

図❻　ボックス部のオス側の部分をボックス部のメス側の部分へ差し込み、プレス機で潰している

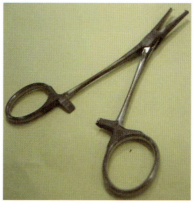

図❼　完成図（関節部がボックス型［箱型］の鉗子）

第1章 ●開腹手術で使用する器械・器具

7 持針器

1 ヘガール持針器

▶ これだけは押さえておきたい器械・器具の特徴

- コッヘル鉗子やペアン鉗子などの止血鉗子に似ているが、止血鉗子に比べて先端部（Jaw）が短い。
- 関節部は現在の製品では、ほとんどが箱型である。
- 把持部のリングに金色のコーティングを施してあるものは、先端の咬合面にダイヤモンドチップが刻み込まれており、丸針用である。

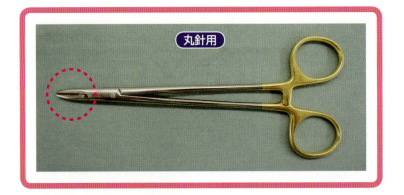

渡す際の注意ポイント

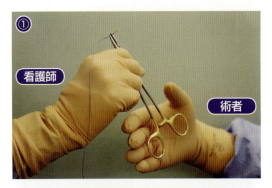

縫合針は針の先端から約3/4の位置で把持し、ラチェットを2段目あるいは3段目までかけ、糸を自分の手背側から手首にかけて渡す（写真①）。

糸を自分の手背側から手首にかけて片手のみで渡す方法ができない時は、写真②のように左手で縫合糸を把持し、術者の手掌へ糸が入り込まないようにする。しかし、できる限り写真①の方法で渡すことが望ましい。左手を自由にしておけば、器械を円滑に受け渡すことができ、術者はリズミカルに進めることができる。

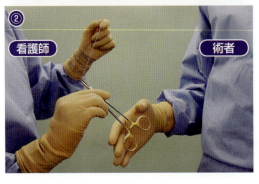

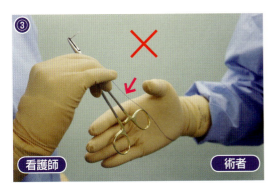

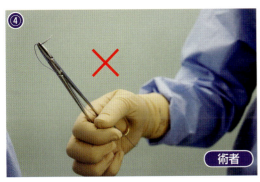

糸が術者の手掌に入ると、術者は縫合時に持針器を持ち直さなければならない（写真③④）。

▶使用するタイミング

小さめの縫合針を把持するために用いる。丸針用は腸管や血管など軟らかい組織の縫合・吻合に用いる。

先輩ナースのダメ出しCheck!

結節縫合時は2本の持針器で交互に受け渡しをするので、術者から戻ってきた持針器に縫合針をすぐに付け直しておく。

●術者の先生からのお願い●

術者は術野から視線を移動させずに手だけ差し出す場合が多いので、針の向き、糸が絡まないように注意して、掌にしっかりと渡してほしい。

Column コラム
有名なヘガール先生

ヘガール（Alfred Hegar, 1830〜1914）はドイツの産婦人科医。ヘガール徴候やヘガール子宮頸管拡張器など、症状や器具の名称になっている。

第1章 7 持針器

第1章 ● 開腹手術で使用する器械・器具

7 持針器

2 マチュー持針器

▶ これだけは押さえておきたい器械・器具の特徴

- 角針用と丸針用がある。
- 柄の内側には、幅の細い板状の戻しバネが付いている。
- 関節部は、「箱型」や「箱型でありながら取り外しできるタイプ」がある。
- 角針用の先端部における咬合面は、「長軸に対して直角の歯型」と、「長軸に対して斜めに交差している網目状の歯型」で、一対になっている。
- ラチェットのある柄の部分に金色のコーティングを施しているタイプは、丸針用で、針をはさんで固定する先端部の咬合面にダイヤモンドチップが刻み込まれているものもある。

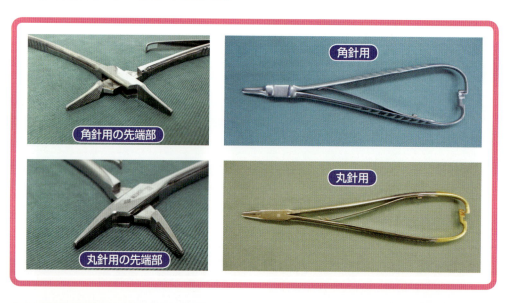

角針用の先端部
丸針用の先端部
角針用
丸針用

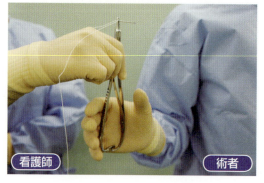

看護師　術者

渡す際の注意ポイント

　ヘガール持針器と同様に、縫合針は針の先端から約3/4の位置で把持し、ラチェットを2段目あるいは3段目までかけ、糸を自分の手背側から手首にかけて渡す。

74

▶ 使用するタイミング

　大きめの縫合針を把持するために用いる。角針用は閉創時の筋層・皮下・皮膚を縫合する際に用いる。丸針用は腹腔内での腸管吻合や縫合結紮による止血の際に用いる。大きさが5号以上の丸針を使って縫合する場面は、消化器外科ではほとんどない。おおよそ0号から4号あたりまでの大きさの縫合針を用いており、ヘガール持針器を使用することが多い。5号や6号あたりからの大きい丸針をヘガール持針器で把持すると、針が大きいため、持針器の把持力が弱くなり、噛み合わせが不良になることがある。まれに大きな丸針で縫合する場合、マチュー持針器で把持する。

先輩ナースの ダメ出しCheck!

　糸を弾機針に通して使う時は、手術の流れのテンポを崩さないように、また円滑に糸を通すことができるように手技を習得しておく。

術者の先生からのお願い

ヘガール持針器と同様である。

Column コラム
体内異物遺残の可能性

　縫合針の先端と糸の接合部は構造上弱いので、その部位を持針器で把持すると針が破損しやすく、折損した部分が体内に迷入してしまう可能性がある。

1 鉗子 (1)把持鉗子

1 有鉤把持鉗子

▶ これだけは押さえておきたい器械・器具の特徴

- 先端部が鉤状になっている。把持力が強力な反面、組織に対しては愛護的ではない。
- 通常、把持を何度も繰り返すことはないので、ラチェット付きのハンドルをつけて使用する。

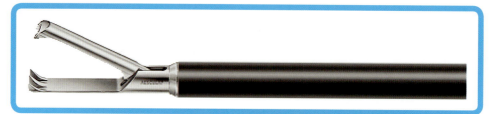

（写真提供：ビー・ブラウンエースクラップ株式会社）

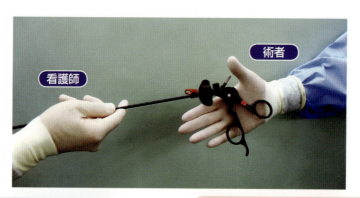

渡す際の注意ポイント

把持する組織を選ぶため、間違いのないように一度確認してから渡してほしい。

▶ 使用するタイミング

挫滅が大きいため、温存する組織や臓器の把持には用いない。摘出する臓器の把持などに用いる。

先輩ナースの ダメ出しCheck!

シャフトを持ち、ハンドル部が術者の手掌に収まるように渡す。ハンドルは"ラチェット"「あり」を使用することが多いため、使用前はラチェットの噛み合わせがゆるんでいないかを確認しておく。

● 術者の先生からのお願い ●

「有鉤」と「有窓」は発音が似ており、間違えやすいので注意する。使用目的は異なる。

1 鉗子 （1）把持鉗子

2 無傷（むしょう）把持鉗子

▶ これだけは押さえておきたい器械・器具の特徴

- 組織への障害が少なく、腸管なども比較的安全に把持できる無傷把持鉗子の一つである。
- 先端の形状は、数多くのラインナップがある。
- 把持部分がゆるやかに波打っているため、把持した際、中が中空となる。組織の挫滅も最小限に抑える工夫がされている。

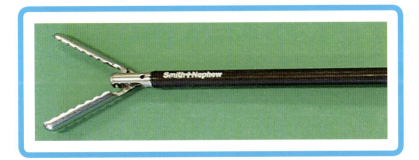

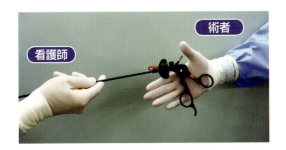

渡す際の注意ポイント

術式によっては、２本使用することがあるので用意しておく。渡し方や取り扱いは、通常の内視鏡下手術の鉗子（把持鉗子や剥離鉗子）と同様である。

先輩ナースの ダメ出しCheck!

先端の形状の種類が多く、施設や術者によって呼び名が異なる（「なみなみ」など）。

術者は、術野が映し出されているモニターから視線を離さない。また、具体的な器具名をいわず、次に使用する器具を要求することがある。

器械出し看護師も術野の様子をよく観察し、次に使用する器具を予測し、円滑に渡せるようにする。

▶ 使用するタイミング

胃や大網、腸管など比較的大きな組織を大きく把持して術野を展開するシーンで、術者と助手共に用いる。

第2章 内視鏡下手術で使用する器械・器具

1 鉗子 (1)把持鉗子

3 有窓把持鉗子

▶ **これだけは押さえておきたい器械・器具の特徴**

- いわゆる無傷把持鉗子の一つである。
- スリットの形状はさまざまであるが、両開きタイプと片開きタイプがある。
- 把持する組織によって長短がある。
- 先端部は直線型、弯曲型がある。「クローチェ」などと呼称されることがある。先端に行くにしたがって先細りしているものもある。
- ハンドルは用途によってラチェットの「あり」「なし」を選択する。

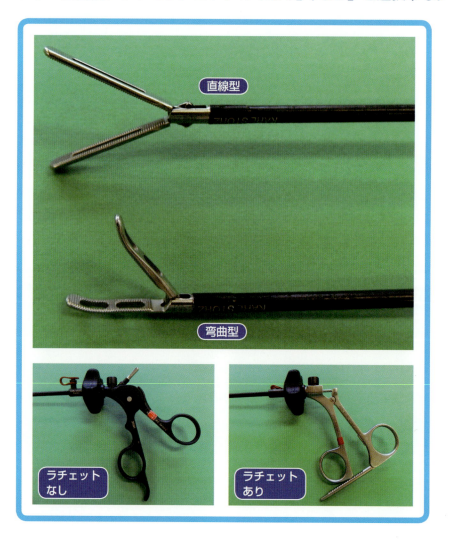

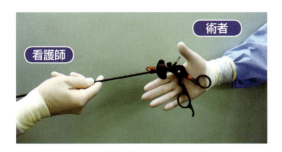

渡す際の注意ポイント

　ハンドルはラチェット「あり」とラチェット「なし」がある。術者の左手用として使用する時は、ラチェット「なし」を使用することが多い。器械出し看護師は、シャフト部分を持ち、ハンドル部分を術者の掌にしっかりと渡す。洗浄用のキャップ部分は必ず閉めておく。

▶ 使用するタイミング

　把持した時に圧を分散し、組織損傷を軽減するための構造になっている。主に胃や腸管（小腸、大腸）などの消化管や、リンパ組織など比較的脆弱な組織を愛護的に把持するために用いる。

　術者によっては、縫合時の左手の鉗子として用いることもある。

　内視鏡下手術では使用頻度が高い鉗子である。

術者の先生からのお願い

　組み立て式のため、シャフトとハンドル部がしっかり接合されているかどうかを確認する。渡す前には、動作を確認してほしい。

先輩ナースのダメ出しCheck!

　腸管の持ち直しや圧排のため、鉗子の先端を繰り返し開閉する。事前にハンドルの動きが硬くなっていないかを確認しておく。

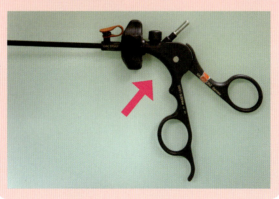

第2章 ● 内視鏡下手術で使用する器械・器具

1 鉗子 （1）把持鉗子

4 バブコック把持鉗子

▶ これだけは押さえておきたい器械・器具の特徴
- 鉗子を閉じた時に、大きく隙間ができる構造になっている。
- 組織をまたいでつかむことで、挫滅を最小限に把持できる。

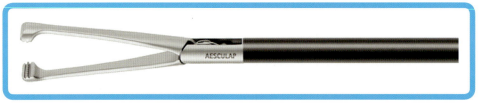

（写真提供：ビー・ブラウンエースクラップ株式会社）

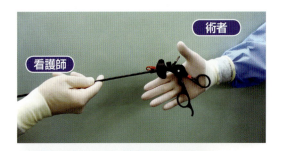

渡す際の注意ポイント

あまり細かく持ち替えないためラチェットが付いているものが多い。ラチェットは必ず閉じた状態で渡す。

▶ 使用するタイミング
胃や小腸、大腸など比較的大きな組織を愛護的に把持する場合に用いる。主に助手が臓器を把持して術野を展開する。

先輩ナースの ダメ出しCheck!

受け渡しの際は、術者または助手の腕に当たらないように注意する。

 術者の先生からのお願い

シーンによって、1本あるいは2本同時に使用することがあるので確認する。

1 鉗子 （1）把持鉗子

5 アンビル把持鉗子

▶ これだけは押さえておきたい器械・器具の特徴
- 自動吻合器を用いた消化管再建に用いる。
- アンビルヘッドを把持するために特化してデザインされている（それ以外のシーンではあまり使用しない）。

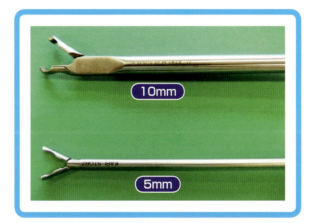

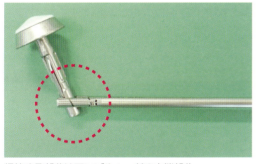

把持する部分はアンビルヘッドの末端部分。

渡す際の注意ポイント
アンビルヘッドを把持した状態で渡すこともあるので、絶対にヒンジ部分を把持しない。

▶ 使用するタイミング
自動吻合器を用いた器械吻合による再建の時に用いる。アンビルヘッドを把持し本体側のシャフトに連結する時に使用する。主に胃全摘術後の食道空腸吻合や、低位前方切除後のDST（double stapling technique）吻合に用いる。

先輩ナースのダメ出しCheck!
自動吻合器は、吻合する組織の厚さや内径に合ったサイズを選択するため、術者と外回り看護師と共に確認し開封する。
吻合後、鉗子は腸管内腔に接触しているので不潔とみなし、ほかの器具とは別に保管する。

術者の先生からのお願い
切除が終了し、再建操作に入ったら、いつでも出せるように準備してほしい。アンビルを使用する時以外では使用しないので、ほかの鉗子と区別しておく。

第2章 内視鏡下手術で使用する器械・器具

1 鉗子 （2）剥離鉗子

1 メリーランド型剥離鉗子

▶ これだけは押さえておきたい器械・器具の特徴

- 最も頻用される把持鉗子の一つである。
- 先端がゆるやかにカーブしながら先細りした形状であるため、把持以外に組織の剥離にも使用されることが多い。

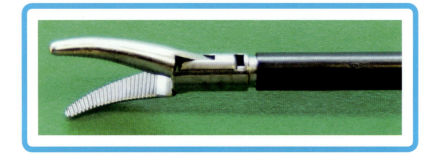

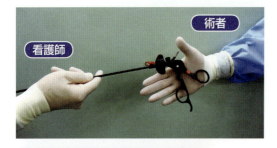

渡す際の注意ポイント•••

ほかの類似の剥離鉗子（ケリー型剥離鉗子やライトアングル型剥離鉗子など）と使い分ける場合、間違いなく渡してほしい。

▶ 使用するタイミング

膜や臓器の把持以外にも胆嚢摘出時におけるCalot三角の剥離や、消化器疾患の手術において処理すべき血管や神経、リンパ管など脈管の剥離時にも用いる。

先輩ナースの ダメ出しCheck!

受け渡しが多い器具である。術者へ渡した後に、シャフトの先端付近を軽く持って、先端がポートへスムーズに入るように介助すると、術者は視線をモニターからポートへ移すことなく術野へ集中できる。

術者の先生からのお願い

器械出し看護師はシャフト部分を持ち、ハンドル部分を術者の掌にしっかりと渡す。

1 鉗子 (2)剝離鉗子

2 ケリー型剝離鉗子

▶ これだけは押さえておきたい器械・器具の特徴
- メリーランド型剝離鉗子より把持部がやや長く、先端が細いものが多い。
- 弯曲は、弱弯から強弯までさまざまである。

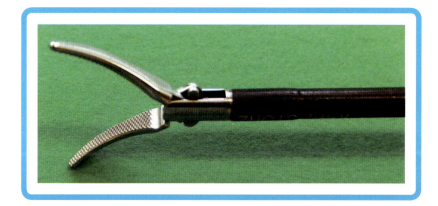

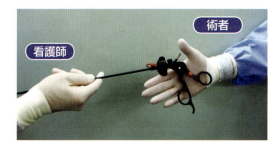

渡す際の注意ポイント
メリーランド型剝離鉗子と外見が類似しているので、確認してほしい。

▶ 使用するタイミング
メリーランド型剝離鉗子とほぼ同様であるが、把持面積は小さいので、把持よりも剝離に用いることが多い。

先輩ナースのダメ出しCheck!
血管周囲における組織の剝離や血管を切離する際、血管裏へのトンネリングに使用することが多い。
術野をよく観察し、術野に応じた適切な鉗子の先端の形状を選択し渡す。

術者の先生からのお願い
弯曲に関して、弱弯か強弯を確認してほしい。

1 鉗子　(2)剥離鉗子

3 ライトアングル型剥離鉗子

▶ これだけは押さえておきたい器械・器具の特徴

- ライトアングル（直角）とは名前のごとく、先端部が直角に屈曲した鉗子である。
- 先端部の長さはさまざまで、剥離する組織の大きさによって使い分ける。

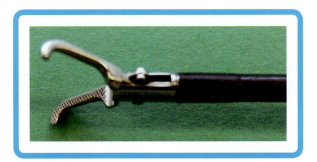

渡す際の注意ポイント

渡す時に先端部の向きを確認する。

▶ 使用するタイミング

主に血管や胆管など重要な脈管周囲の剥離に使用する。通常の剥離鉗子では角度的に接線方向になるシーンで用いる。

術者の先生からのお願い

利き手で把持するので、右利きの場合は先端を左向きにして渡す。逆向きで渡すと、術者がローテーションしなくてはならない。

先輩ナースのダメ出しCheck!

鉗子先端の弯曲を術者の手掌と同じ方向を向くように、ハンドル部の回転ダイヤルで合わせてから渡す。

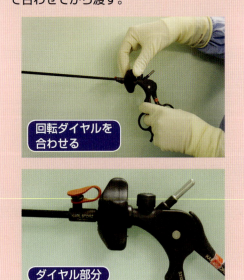

回転ダイヤルを合わせる

ダイヤル部分

1 鉗子 （3）剪刀鉗子

1 メッツェンバーム剪刀（ストレート、カーブ）

▶ これだけは押さえておきたい器械・器具の特徴
- 先端部分がまっすぐなタイプの剪刀である。
- ストレートかカーブかは術者の好みや切離する組織によっても選択が異なる。
- ディスポーザブルタイプとリユースタイプのものがあり、多くは電極と接続可能である。
- 術中は「メッツェン」とよぶことが多い。

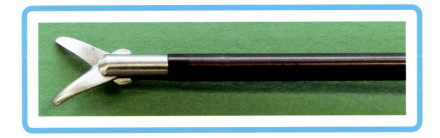

渡す際の注意ポイント
　刃物のため、特に先端部の取り扱いには注意を有する。受け渡し時、器械出し看護師と術者がケガをしないように、刃先を閉じた状態で確実に手渡しする。

▶ 使用するタイミング
　膜や臓器など組織の切離や、血管や胆管などをクリッピングで処理後、その間を切離するために用いる。組織間の剥離に用いることもある。電極と接続可能であり、出血時は通電し、凝固止血に使用する。

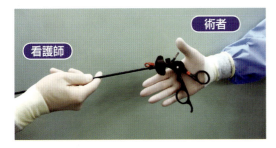

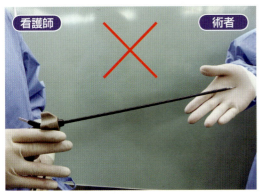

刃先が術者に向かっている。

先輩ナースの ダメ出しCheck!
先端に付着した血液はきれいに拭き取っておく。

第2章 ● 内視鏡下手術で使用する器械・器具

1 鉗子 （3）剪刀鉗子

2 腸管クランプ鉗子

▶ これだけは押さえておきたい器械・器具の特徴

● 「腸管をクランプ（遮断）するクリップ」と、「クリップを把持しクランプするクランプ鉗子」「リリース用のリムーバー鉗子」の2種類の鉗子とがセットになっている。

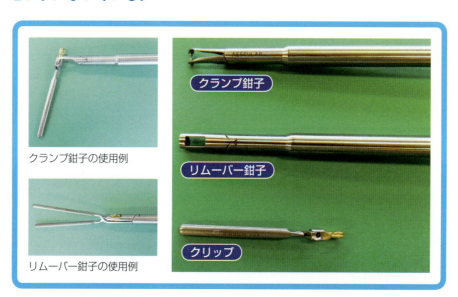

クランプ鉗子の使用例

リムーバー鉗子の使用例

渡す際の注意ポイント…

腸管をクランプする時はクランプ鉗子にクリップを付けて渡す。位置を修正したりクリップを体外に取り出す際は、リムーバー鉗子を渡す。

▶ 使用するタイミング

S状結腸癌、直腸癌の手術において使用する。腸管を切除する前に、腸管内の落下癌細胞や便を洗浄するが、その際腫瘍の肛門側の腸管をクランプする時に用いる。

先輩ナースの ダメ出しCheck!

使用後は、腹腔内へ入れたクリップが器械台へ戻っているかを必ず確認する。

術者の先生からのお願い

術者の好みにもよるが、一般的にはクランプ鉗子にクリップをはさんだ状態で、トロッカーから腹腔内に挿入する。
クリップのかけ直しや、クリップを除去する際は、リムーバー鉗子を渡す。

第2章 内視鏡下手術で使用する器械・器具
1 鉗子 （3）剪刀鉗子

3 屈曲鉗子

商品名 ロティキュレーター™鉗子

▶ これだけは押さえておきたい器械・器具の特徴

- 手元のハンドルで先端部が曲がる構造になっているディスポーザブル鉗子である。
- 単孔式内視鏡下手術のために開発された鉗子である。
- 先端部は剥離用、把持用、切離用などさまざまである。

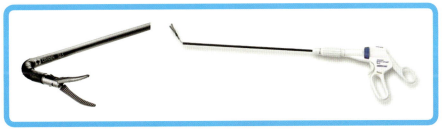

（写真提供：コヴィディエンジャパン株式会社）

渡す際の注意ポイント

ディスポーザブル鉗子であるが、開封後「先端が屈曲するか」「開閉はスムーズか」など動作確認を行った後に渡す。

▶ 使用するタイミング

単孔式内視鏡下手術をはじめとした"Reduced Port Surgery"において鉗子動作が制限される手術に用いる。ほかの鉗子や腹腔鏡と干渉せず、的確な角度でのアプローチが可能である。

術者の先生からのお願い

先端部の屈曲や戻り、先端部の開閉など、不具合がないかどうかを使用前に確認する必要がある。
術者が行うことが多いが、チェックを求められたら行っておくほうがよい。

先輩ナースのダメ出しCheck!

先端部を屈曲させずまっすぐに渡す。

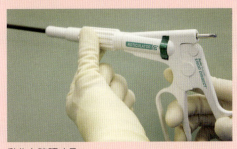

動作を確認する。

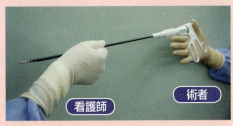

まっすぐに渡す。

第2章 ● 内視鏡下手術で使用する器械・器具

1 鉗子 （4)持針器

1 持針器（ストレート型）

▶ これだけは押さえておきたい器械・器具の特徴
- 体内での縫合に際して、糸付き針の把持に用いる。
- 把持部は、針が回転しないようにクロスカットの細かい溝がある。
- 基本的に片刃開きである。

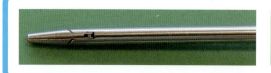 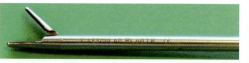

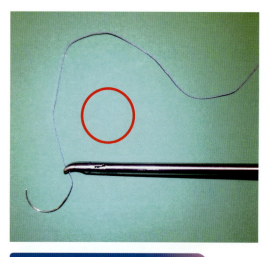

渡す際の注意ポイント●●●

糸の把持位置は糸の接続部から1〜2cmの部分がよい。接続部から距離が長いと腹腔内での取り回しが難しくなる。

▶ 使用するタイミング

体腔内での腸管や腸間膜などの縫合時や出血時の血管縫合などに用いる。通常針付き糸を付けて渡すことが多い。体外結紮の場合、結紮点の体腔内への送りにも使用することがある。

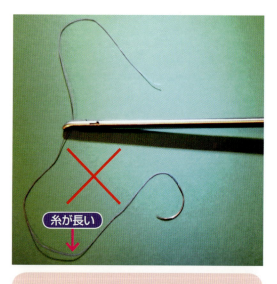

糸が長い

先輩ナースの ダメ出しCheck!

術者へ渡す際に、針が助手のガウンに引っ掛かることがないように注意して渡す。

● 術者の先生からのお願い ●

必ず先端を閉じた状態で渡してほしい。針付き縫合糸を把持する場合は、必ず糸の部分を把持する。針を直接把持すると、トロッカーより挿入する時、トロッカーの中のゴム部分が針先で切れてしまう。

第2章 内視鏡下手術で使用する器械・器具

1 鉗子 （4）持針器

2 持針器（カーブ型、右手用・左手用）

▶ これだけは押さえておきたい器械・器具の特徴

- カーブ型の場合、右手用と左手用でカーブの方向が違う。
- 準備の段階で、術者の利き手を確認する必要がある。
- 通常ハンドルを把持した時、カーブの先端は逆側（右利きの場合は左側）を向く。

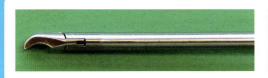
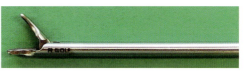

▶ 使用するタイミング

ストレート型と同様である。

術者の先生からのお願い

手術が始まる前に、右手用か左手用かを確認する。糸をつける時は、向きに注意して渡してほしい。
また、持針器と一緒に使う把持鉗子もあらかじめ確認しておくとよい。

先輩ナースの ダメ出しCheck!

縫合糸は、パッケージから開封したままでは糸が長すぎるため、数cmの長さに切って渡す。

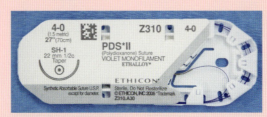

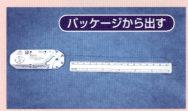
パッケージから出す

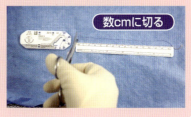
数cmに切る

第2章 ●内視鏡下手術で使用する器械・器具

2 鉤類

1 S字鉤

▶ これだけは押さえておきたい器械・器具の特徴
- 幅1cmのS字型に弯曲した筋鉤である。
- 小さな術野でも、視野の妨げにならない。
- 剛性も高く、強い力での牽引にも耐えうる。

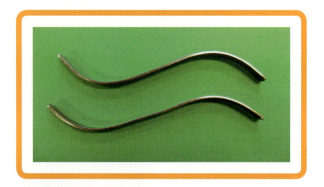

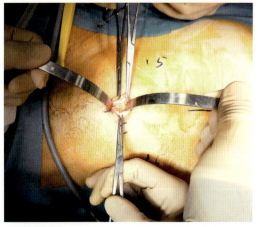

臍部を切開し、カメラ用のファーストポートを入れる孔を作成している。

先輩ナースの ダメ出しCheck!

ポート挿入時と閉創時のほかに出番はほとんどないため、すぐに使う器械の邪魔にならない場所にしばらく保管しておく。

術者の先生からのお願い

ファーストポートを留置する際や、ポート孔の閉創時に使用するので準備しておいてほしい。2本1組で使用することが多い（左写真）。

▶ 使用するタイミング
　カメラ用のファーストポートをHasson法（オープン法）で留置する際に、小切開の術野を展開する。腹膜が開いた後は腹腔内に先端を挿入し、ポートを留置する際のガイドにする。10mmのポート孔を閉創する際にも用いる。

2 スマート鉤

▶ これだけは押さえておきたい器械・器具の特徴
- 通常の筋鉤より幅が狭く、屈曲部から先端までが長い構造となってる。
- 先端は、わずかにカーブしている。

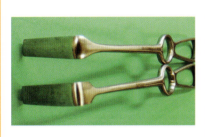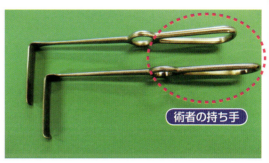

術者の持ち手

▶ 使用するタイミング
カメラ用ポート部の創や、小開腹創の開創、閉創時など狭い術野で用いることが多い。幅が細く、視野の妨げになりにくい。

先輩ナースの ダメ出しCheck!
S字鉤と同様である。

術者の先生からのお願い
ほかの筋鉤と区別しておく必要がある。ペアで用いる時は、必ずスマート鉤2本を渡す。先端部を下に向けた方向で手渡しする。

第2章 内視鏡下手術で使用する器械・器具

3 組織および臓器圧排子、レトラクター

1 臓器圧排子

商品名 エンドリトラクト™ Ⅱ

▶これだけは押さえておきたい器械・器具の特徴

- 術野展開のため、臓器圧排を目的としたディスポーザブルデバイスである。
- 10mmのトロッカーから挿入し、腹腔内で大きく展開する。
- 展開する部分は金属製で、手元のハンドルを回転させることで、5枚の羽根が開く構造となっている。
- シャフト根元のハンドルを回転させると、先端部分が屈曲する。

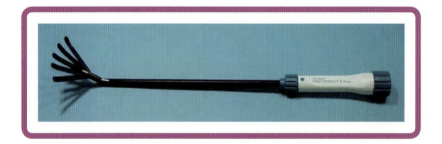

▶使用するタイミング

術野を邪魔する腸管、肝臓、子宮などさまざまな臓器を圧排する必要があるシーンで使用する。

圧排、牽引する組織や臓器の大きさによって、5枚の羽根の開く角度や先端の屈曲角度を調整する。

10mm以上のトロッカーより挿入し、主に助手が扱うことが多い。

先輩ナースのダメ出しCheck!

術野から戻ってきたら、羽根を閉じ、屈曲を解除しておく。

術者の先生からのお願い

使用する前に羽根の開き具合や屈曲の程度など、不具合がないかを確認する。

羽根を閉じ、屈曲を解除した状態でないと、トロッカーより挿入できないので注意する。

3 組織および臓器圧排子、レトラクター

2 ループレトラクター

商品名 ミニループリトラクターⅡ

▶ これだけは押さえておきたい器械・器具の特徴

- ディスポーザブルのレトラクターである。
- 内筒に収納されたワイヤーループを押し出し、組織や臓器を投げ輪のように絞って把持し固定する。
- 直径は2mmで細径なので、トロッカーは不要である。腹壁に直接穿刺して使用する。

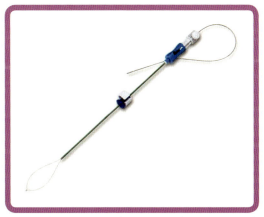

（写真提供：コヴィディエンジャパン株式会社）

渡す際の注意ポイント
ループを内筒に収納した状態で渡す。

先輩ナースの ダメ出しCheck!
術者がループの反対側のシャフトの部分を持てるように渡す。

▶ 使用するタイミング
腹腔鏡下胆嚢摘出術や胸腔鏡下肺部分切除術に際して胆嚢や肺の把持に用いる。
把持後はシャフトを牽引して固定する。
主に助手が取り扱うことが多い。

第2章 ● 内視鏡下手術で使用する器械・器具

3 組織および臓器圧排子、レトラクター

3 膨張式レトラクター

商品名 エクストラハンドリトラクター

▶ これだけは押さえておきたい器械・器具の特徴

- ディスポーザブルのレトラクターである。
- 先端は柔らかい素材でできており、使用前はシャフトに巻き付いた状態で収納されている。
- 注射器でエアを注入し、膨らませて使用する。
- 金属製のレトラクターと比べ、一点に強い圧がかからない構造であり、デリケートな臓器も比較的安全に圧排が可能である。

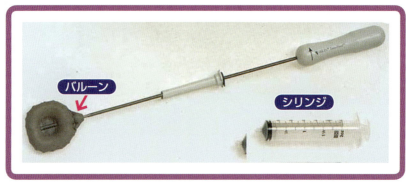

(写真提供:コヴィディエンジャパン株式会社)

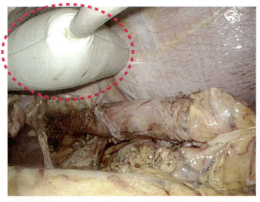

腹腔鏡下胃全摘および下部食道切除時の下縦隔郭清における術野展開。

▶ 使用するタイミング

臓器を圧排して術野を展開する際に用いる。10mm以上のトロッカーから腹腔内に挿入する。挿入する際はシース内にバルーンが収納された状態なので、腹腔内に到達したらハンドル部分を時計方向にねじりながらゆっくりと押し進め、バルーンをシースより出す。その後、シリンジでエアを注入しバルーンを膨らませる(最大150mL)。

渡す際の注意ポイント

注射器を手渡す時は必要量のエアを引いた状態で渡す。

先輩ナースの ダメ出しCheck！

先端（バルーン）は柔らかい素材でできているので、粗雑に扱わないように注意する。

術者の先生からのお願い

回収後はパッド部分に破損がないかどうかを確認する。特に一度膨らませたバルーンを収縮させ再度挿入する際は、バルーンを損傷しないようにていねいにシース内に収納する。

3 組織および臓器圧排子、レトラクター

4 ネイサンソン リバーレトラクター

▶ これだけは押さえておきたい器械・器具の特徴

- 自在鉤（オクトパス）に連結して使用する肝臓専用のレトラクターである。
- 大きさが2種類あり、圧排する肝臓の大きさによって使い分ける。
- 肝臓を圧排する強さは、自在鉤の関節の固定で調節する。

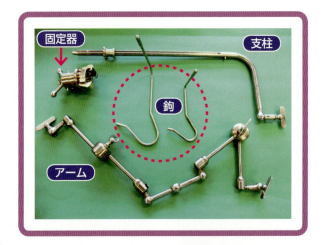

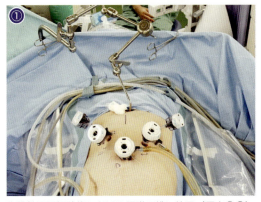
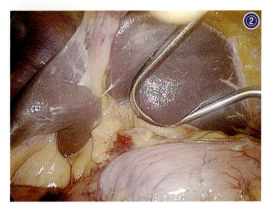

腹腔鏡下胃切除術における肝臓圧排に使用（写真①②）。

▶使用するタイミング

　主に上腹部の内視鏡下手術、食道、胃、膵臓にかかわる術式で使用する。心窩部に5mmの小切開を置き、直接穿刺、挿入する。腹腔内で肝臓を圧排し、適切な位置で固定する。

先輩ナースの ダメ出しCheck!

　ドレーピング後、支柱の固定器を手術台のサイドレールに取り付ける。

　その際は患者の上肢やモニターコードなどのライン類がドレープに隠れて目視ができないため、外回り看護師はモニターコードなどが固定器とサイドレールにはさまれてないかを確認する。

　器械出し看護師は、固定器・支柱・アーム・鉤の順に渡す。

術者の先生からのお願い

　まず自在鉤をセッティングしてから使用する。レトラクターの大きさは、圧排する肝臓の大きさで選択するので、サイズを確認してから渡す。

第2章 内視鏡下手術で使用する器械・器具

3 組織および臓器圧排子、レトラクター

5 シリコンディスク

▶ これだけは押さえておきたい器械・器具の特徴

- 楕円形のディスポーザブルのレトラクターである。
- 形状記憶のフレキシブルリングが骨格になっている。10mmトロッカーより挿入し、腹腔内で展開する。
- 面で臓器を圧排できるので、組織障害が少ない。

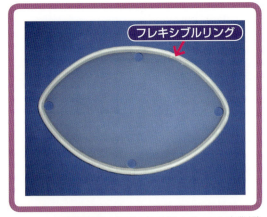

（写真提供：株式会社八光メディカル事業部）

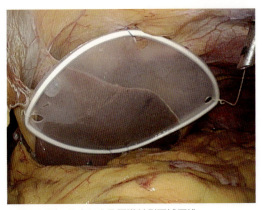

シリコンディスクによる肝臓外側区域圧排。

▶ 使用するタイミング

主に上腹部の手術において肝臓を圧排するために用いる。腹腔内に挿入後にフレキシブルリングの復元力で展開した後、腹膜などに縫合固定する。

先輩ナースの ダメ出しCheck!
腹腔内に挿入する前に形状に異常がないかを確認しておく。

術者の先生からのお願い
手術終了時、体内に置き忘れていないかの確認が必要である。回収後も破損や欠損部分がないかを確認する。

3 組織および臓器圧排子、レトラクター

6 スポンジ型レトラクター

▶ これだけは押さえておきたい器械・器具の特徴
- 水分を吸収することで数倍に膨張する。
- 乾燥した状態では硬いが、水分を吸収すると柔らかくなる。
- 臓器の圧排や保護に使用する。
- 青いラインは、X線不透過マーカーになっている。

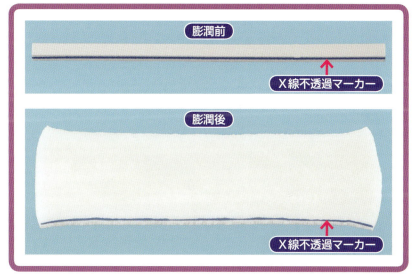

(写真提供：川本産業株式会社)

▶ 使用するタイミング
腸管などが術野の中に入り込み操作が困難な時に用いることが多い。12mmトロッカーから挿入し、少量の洗浄液をかけて使用する。膨張したら、適正な位置に配置し、術野を展開する。

先輩ナースの ダメ出しCheck!
器械出し看護師は、腹腔内に留置した種類と数量を外回り看護師に報告し、体内遺残を防止する。
外回り看護師は、器械出し看護師から報告を受けたらガーゼカウント表に記録し、ガーゼカウント時に腹腔内より取り出したかを確認する。

術者の先生からのお願い
手術終了時、小開腹創より体外に回収する。体内に置き忘れていないかの確認が必要である。
回収後も、破損や欠損部分がないかどうかを確認する。

第2章 内視鏡下手術で使用する器械・器具

3 組織および臓器圧排子、レトラクター

7 開創用レトラクター

商品名 Alexis®ウーンド リトラクター

▶ これだけは押さえておきたい器械・器具の特徴

- 2つのリングの間がシリコンやビニールなどの伸縮性のある素材で連結されている。
- 一方のリングを腹腔内に、もう一方を腹腔外におき腹腔外のリングを巻き上げることで開創する仕組みになっている。
- サイズはメーカーによって異なる。

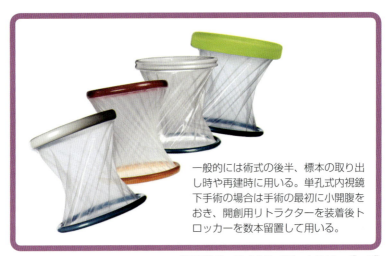

一般的には術式の後半、標本の取り出し時や再建時に用いる。単孔式内視鏡下手術の場合は手術の最初に小開腹をおき、開創用リトラクターを装着後トロッカーを数本留置して用いる。

(写真提供:株式会社メディカルリーダーズ)

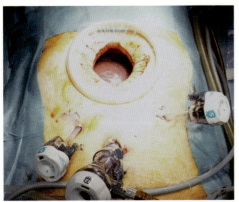

用手補助下腹腔鏡手術(HALS)による胃管作成術。

先輩ナースの ダメ出しCheck!
装着時の創縁への摩擦を軽減するため、生理食塩水で濡らしてから渡す。

術者の先生からのお願い
大きさは創の大きさで決定するので、開封する前に術者にサイズを確認する。
手渡しする前にリングや伸縮部分の破損がないかをチェックする。

▶ 使用するタイミング

小開腹後に創部に装着して使用する。

3 組織および臓器圧排子、レトラクター

8 インターナルオーガンレトラクター

商品名 インターナルオーガンレトラクター

これだけは押さえておきたい器械・器具の特徴

- アンカー式のレトラクターで腹腔内において専用クリップとシリコンリング付きのフックを用いて組織を自在に展開できる。
- 対象臓器は胆嚢、肝臓、消化管など幅広い。
- シリコンリング付きのフックのみがディスポーザブルで、クリップとアプライヤーはリユースである。
- アプライヤーは、腸管クランプ鉗子と共用である。

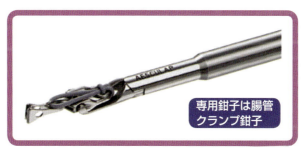

専用鉗子は腸管クランプ鉗子

（写真提供：ビー・ブラウンエースクラップ株式会社）

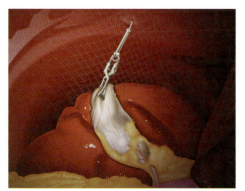

（イラスト提供：ビー・ブラウンエースクラップ株式会社）

使用するタイミング

通常の腹腔鏡下手術や単孔式内視鏡下手術などのreduced port surgeryでトロッカーを追加せずに組織や臓器の把持および術野の展開を行いたい時に使用する。挿入には12mmのトロッカーが必要である。

先輩ナースのダメ出しCheck!

使用前はレトラクター用クリップをアプライヤーに正しくセットし、渡す際にクリップが落下しないように細心の注意を払う。

術者の先生からのお願い

フックの先端は鋭いので、装着に際してケガをしないように慎重に行う。

渡す際の注意ポイント

術者に渡す時は、フックが挿入時に刺さらないように、クリップの先端でフックをはさんだ形にしてアプライヤーで把持する。

4 嘴管

1 フック型電極付き吸引洗浄嘴管

商品名 Opti4ハンドセット(ペンシルタイプ)

▶ これだけは押さえておきたい器械・器具の特徴

- 吸引機能と電気メスが一体になったディスポーザブルのデバイスである。
- 先端のフック部分は出し入れが可能で、必要に応じて手元でコントロールができる。
- 本体の後方に接続部分が2カ所あり、一方は吸引用、もう一方は洗浄水の送水用である。

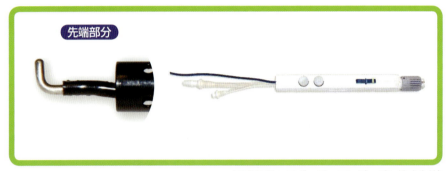

先端部分

(写真提供:コヴィディエンジャパン株式会社)

渡す際の注意ポイント

先端を出すかどうかを確認してから渡すとよい。通常、フックは格納した状態で渡すほうが安全である。

▶ 使用するタイミング

電気メスとして使用する場合は、手術の最初から使用するが、止血や洗浄用として用いる場合は、術式の最後のほうで用いる。

先輩ナースの ダメ出しCheck!

止血に使用した後は、先端のフックに付着している凝固塊を取り除く。

術者の先生からのお願い

止血用に用いる場合は、フックを出した状態で使用する。洗浄用の場合は、先端が組織や臓器に引っ掛かったり、刺さったりするリスクがある。

第2章 ● 内視鏡下手術で使用する器械・器具

4 嘴管

2 ヘラ型電極付き吸引洗浄嘴管

商品名 Opti4ハンドセット（ペンシルタイプ）

▶ これだけは押さえておきたい器械・器具の特徴

- フック型と同様、吸引機能と電気メスが一体になったディスポーザブルのデバイスである。
- 先端のヘラ部分は出し入れが可能で、必要に応じて手元でコントロールができる。
- 本体の後方に接続部分が2カ所あり、一方は吸引用、もう一方は洗浄水の送水用である。

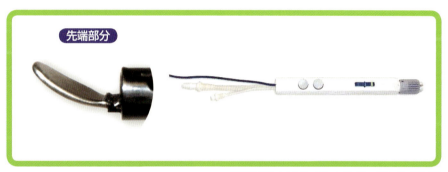

先端部分

（写真提供：コヴィディエンジャパン株式会社）

▶ 使用するタイミング

フック型と同様である。

先輩ナースのダメ出しCheck!

フック型と同様である。

● 術者の先生からのお願い ●

止血用に用いる場合は、ヘラを出した状態で使用する。洗浄に用いる場合は、先端を格納して使用するので、渡す前に確認するとよい。

4 嘴管

3 プールサクション型吸引洗浄嘴管

商品名 HiQ＋送水・吸引システム

▶ これだけは押さえておきたい器械・器具の特徴

- 側孔の空いた筒形吸引洗浄嘴管である。吸引洗浄のみではなく、最近ではモノポーラソフト凝固を組み合わせて用いることが多い。
- 吸引のうえ、出血点をドライな状態にしながら凝固止血する。
- ソフト凝固の出力コントロールにより、過剰な炭化を起こさず、適正な凝固止血が可能である。
- 出力が抑えられているため、血管周囲や臓器に近い場所からの出血でも、比較的安全に止血が可能であり、近年腹腔鏡下手術に頻用されつつある。

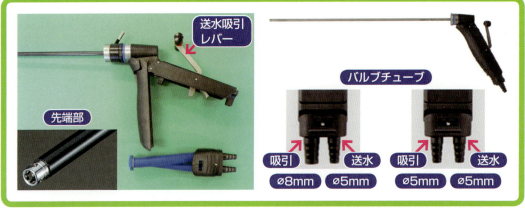

（写真提供：オリンパス株式会社）

▶ 使用するタイミング

術野の洗浄以外には、主にリンパ節郭清部や剥離面などからの出血時に用いる。止血凝固はフットスイッチで凝固、切開モードを使い分ける。

先輩ナースのダメ出しCheck!
分解された状態で滅菌するので、使用前に正しく組み立てる。

術者の先生からのお願い

いざという時にすぐ使用できるように準備しておく。吸引と洗浄の接続に間違いがないか、電極が接続されているかを確認してから渡す。通常、手術開始前にジェネレータに接続し出力設定を行うことが多いが、器械出し看護師からも確認を促してほしい。腹腔鏡下手術では術者の立ち位置が術中に変わることがしばしばあるので、その都度フットスイッチを術者側に移動させる。

第2章 ● 内視鏡下手術で使用する器械・器具

5 血管クリップ

1 非金属クリップ

商品名 ヘモロック結紮システム

▶ これだけは押さえておきたい器械・器具の特徴

- クリップのアプライヤーはリユースで、クリップ（ML、L、XLの3種）のみがディスポーザブルである。
- クリップ自体は、非吸収性のポリマー（アセタール樹脂）でできており、X線透過性である。よって、CTやMRIにも影響はない。
- ロッキング機構がついており、クリップの脱落が少なく、確実なクリッピングが可能である。

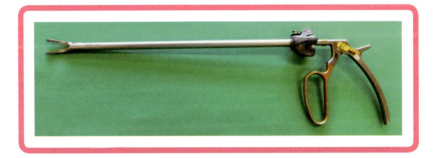

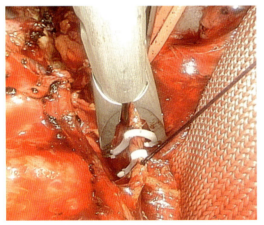

食道癌手術における胸管のクリッピングによる結紮。

▶ 使用するタイミング

予定された血管の処理時や、術中の出血の際に、責任血管をクリップし、止血する。

先輩ナースの ダメ出しCheck!

クリップの形状が左右非対称になっており、アプライヤーの先端の向きとクリップの向きを術者に確認する。クリップに対して、アプライヤーを真上から押し付けるように装填する。

渡す際の注意ポイント

アプライヤーの先端をクリップキャストに押し付けるようにするとクリップが装填される。しっかり装填されているかを確認してから渡す。

術者の先生からのお願い

頻用されるのはMLであるがサイズを確認してから渡す。クリップの大きさによってアプライヤーも異なる。

5 血管クリップ

2 金属クリップ

商品名 リガマックス™5

▶ これだけは押さえておきたい器械・器具の特徴

- 腹腔鏡下手術では、主な血管を結紮する代わりにクリップでクランプすることが多い。チタン製のクリップが10〜20個装填されたディスポーザブル製品である。
- ハンドルを握ると先端部に装填されたクリップが閉鎖され、血管などをクランプする。
- 1本の血管に対して1〜3個使用する。特に残す側の断端にはクリッピングすることが多い。
- クリップ間は、剪刀やエネルギーデバイスで切り離す。

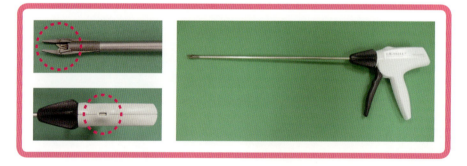

渡す際の注意ポイント

開封時は先端部にクリップが充填されていない。そのままファイアすると空打ちになり出血のリスクがある。クリップの残量はゲージに示される。"グリーン"から"オレンジ"になると、残数がないことがわかる。

先輩ナースの ダメ出しCheck!

器械出し看護師は、クリップの残数が少なくなってきたら、追加のクリップをすぐ術野へ出せるように外回り看護師に依頼する。

▶ 使用するタイミング

非金属クリップと同様である。

術者の先生からのお願い

　製品にもよるが、1発目のクリップは最初は先端部分に装填されていないことが多い。最初に渡す時は、ハンドルを軽く握って1発目のクリップが装填されていることを確認してから渡す。血管を空打ちすると出血することがあり、危険である。装填されていない時は術者に伝えてから渡す。

　また、クリッピング後は剪刀を使用することが多いので、すぐ渡せるように準備しておく。

6 トロッカー、ポート類

1 穿刺トロッカー（ディスポーザブル）

商品名 エンドパス® XCEL ブレードレス トロッカー Optiview®

▶ これだけは押さえておきたい器械・器具の特徴

- 最も頻用されるタイプである。
- 材質はプラスチックで内筒と外筒に分かれており、穿刺時は内筒を入れた状態で使用する。メーカーによって、穿刺に用いる先端の形状や、ずれ防止の溝やバルーンなどの工夫がある。2mm、3mm、5mm、11mm、12mmがあり、12mmはカメラポート用にストッパーやバルーンが付いている。
- 送気や脱気用に活栓が付いているタイプと付いていないタイプがある。
- 金属製のリユースタイプより穿刺の際に腹壁血管や腹腔内臓器の損傷が少ないとされている。

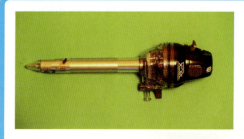
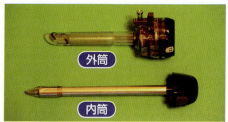
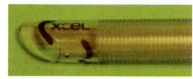

先端マーカーが腹腔内に入るまで刺入する。

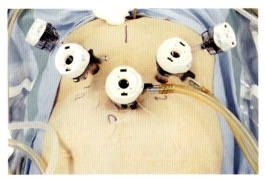

腹腔鏡下胃切除術におけるトロッカーセッティング。

渡す際の注意ポイント

内筒と外筒に分かれている。刺入する時は一体化させて使用する。

穿刺時は内筒と外筒がしっかり接続された状態で渡す。最初のカメラポート用のトロッカーをOpen法（Hasson法）で留置後は、気腹し穿刺法で留置する。

活栓の付いたタイプは、必ず活栓を閉じた状態で渡す。活栓が開いた状態で留置すると、気腹した二酸化炭素が抜けて腹腔内圧が低下する。

準備時の注意ポイント

開封時は内筒と外筒が別々になっているので、組み立てのうえ不具合がないかを確認する。

外筒を用いて皮膚切開の大きさを決めることがあるので、その際は外筒のみ渡す。

活栓付きは必ず閉じておく。

▶ 使用するタイミング

手術の最初に、デザインした位置にトロッカーを留置してから行う。最初のカメラ用トロッカーは安全のため穿刺ではなく、皮膚、皮下組織、腹膜を順次切開して留置するOpen法で行うことが多い。

2本目以降は、気腹してから穿刺法で留置することが多い。

トロッカーの径に応じて必要最小限の皮膚切開を行い、皮下をペアンなどで鈍的に剝離後、内筒を入れた状態で回しながらゆっくり挿入する。

外筒の先端近くに、挿入の深さの目印がついているものもある。

▶ 患者さんへの確認ポイント

体内異物遺残のチェックが必要である。使用後にプラスチック製のパーツに欠損がないかどうかを確認する。

> **先輩ナースの ダメ出しCheck!**
> カメラポート用穿刺トロッカーを留置する際は糸で固定することが多いため、糸針を準備しておく。

第2章 内視鏡下手術で使用する器械・器具

6 トロッカー、ポート類

2 穿刺トロッカー（リユース）

▶ これだけは押さえておきたい器械・器具の特徴

- 構造や使用するタイミングなどはディスポーザブルタイプと大きく差はない。
- 材質は金属製で内筒と外筒に分かれており、穿刺時は内筒を入れた状態で使用する。メーカーによって径が2mm、3mm、5mm、11mm、12mmのタイプがある。
- 送気や脱気のための活栓が付いているタイプと付いていないタイプがある。
- リユースタイプのため、滅菌後の再使用が可能で、低コストで医療ゴミが出ない利点がある。
- 先端部分が金属のため、穿刺時に腹壁血管や腹腔内臓器を損傷しないように注意が必要である。

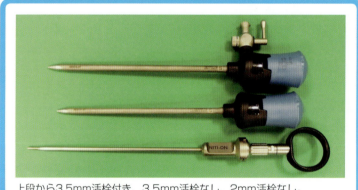

上段から3.5mm活栓付き、3.5mm活栓なし、2mm活栓なし。

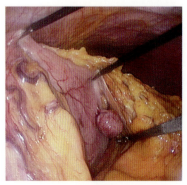

胃GIST（消化管間質腫瘍）に対して3.5mmの細径リユーストロッカーを用いたReduced Port Surgeryを施行。

▶ 患者さんへの確認ポイント

リユースタイプは金属製なので、術前に金属アレルギーがないかないかを確認する。術中も金属接触部位の皮膚発赤などをチェックする。

先輩ナースの ダメ出しCheck!

先端が鋭利なので、渡す際に手袋に引っ掛からないように注意する。

第2章 内視鏡下手術で使用する器械・器具

6 トロッカー、ポート類

3 単孔式手術用アクセスポート

商品名 SILM™ポート

▶ これだけは押さえておきたい器械・器具の特徴

- 単孔式内視鏡下手術に用いるディスポーザブルのアクセスポートである。2～3本のトロッカーを留置した状態で使用する。
- メーカーによってトロッカーがあらかじめ留置済みのタイプや、トロッカーを自由な位置に挿入して使用するタイプがある。

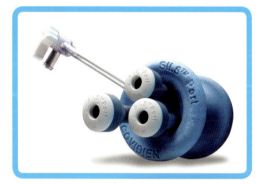

(写真提供：コヴィディエンジャパン株式会社)

▶ 使用するタイミング

単孔式内視鏡下手術やトロッカーの留置位置を減らすReduced Port Surgery（RPS）に用いる。

手術の際、臍部などに3cm前後の皮膚切開を置き、小開腹する。

その部位にアクセスポートを留置し、腹腔鏡や鉗子類を挿入して使用する。

▶ 準備時の注意ポイント

開封後、ゴム部分の亀裂などがないかを点検する。

▶ 患者さんへの確認ポイント

やわらかいパーツ部分に欠損がないかを確認し、体内異物遺残のチェックを行う。

先輩ナースの ダメ出しCheck!

留置する際は糸で固定することが多いため、糸針を準備しておく。

腹腔内より鉗子などを抜く際に、先端がポートに接触することでポート留置部に隙間が生じ、気腹した二酸化炭素が漏れることがある。

術野・ポート留置部を観察し、適宜ポートを押さえて介助する。

術者の先生からのお願い

ディスポーザブルタイプなので確認してから開封する。特にポートとトロッカーが別になっているものは、何mmのトロッカーを何本使用するかについて、術前に確認しておくとよい。

第2章 ● 内視鏡下手術で使用する器械・器具

6 トロッカー、ポート類

4 HALS用ポート

商品名　GelPort®

▶ これだけは押さえておきたい器械・器具の特徴

- HALSとは"Hand-Assisted Laparoscopic Surgery"の略称で、日本語では「用手補助下腹腔鏡手術」とよばれている。気腹下に片手を腹腔内に挿入して行う腹腔鏡下手術の一つである。この際、気腹を保ったまま片手を腹腔内に挿入するためのデバイスである。
- 挿入部分はジェル状の軟らかい素材でできており、中心部分にスリットがある。
- 潤滑剤となるゼリーを塗った状態で、このスリット部分より手を挿入できる。

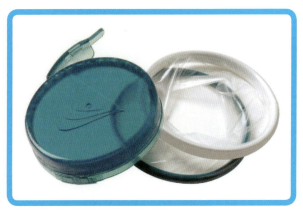
（写真提供：株式会社メディカルリーダーズ）

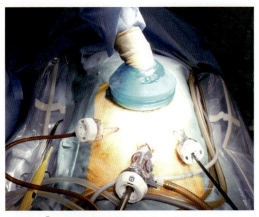
GelPort®を用いた用手補助下胃管作成術。

渡す際の注意ポイント

多くは利き手と反対の手を挿入し、利き手は鉗子を操作することが多い。

▶ **使用するタイミング**

手術の最初の部分で使用する。おおよそ術者のグローブサイズと同じ皮切を加える。グローブサイズが「7」の術者は約7cmの皮膚切開が必要である。

皮膚切開し開腹したら、ウーンドリトラクターを腹壁に固定し、その上にジェルキャップを装着する。

添付のゼリーを挿入する手に塗り、スリット部より腹腔内に手を挿入する。

先輩ナースのダメ出しCheck!

同梱のウーンドリトラクターを渡す際は生理食塩水で濡らしてから渡す。

ウーンドリトラクターを腹壁より外した後は、皮膚などを巻き込んでないかを確認する。

また、破損がある場合は、破片が腹腔内に遺残している可能性があるので、破片を捜索する。

術者の先生からのお願い

いくつかのパーツに分かれているので、欠品や損傷がないかを確認する。

7 ガーゼ、内視鏡下手術用スポンジ類

1 内視鏡手術用スポンジ

商品名 セレクア®

▶ これだけは押さえておきたい器械・器具の特徴

- 形はメーカーによってさまざまである。術野の浸出液を吸引しドライな状態に保つ、あるいは臓器を愛護的に圧排し術野を展開するために用いる。
- 材質はスポンジや吸水・膨潤するポリマーなどがある。

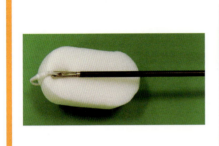
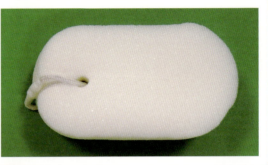

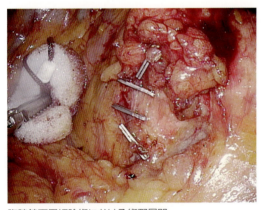

腹腔鏡下胃切除術における術野展開。

▶ 使用するタイミング

10mm以上のトロッカーから挿入して使用する。

癌のリンパ節郭清に伴う浸出液や出血などを吸収させる際、あるいは胃や膵臓、肝臓、大腸などの臓器を圧排してワーキングスペースを確保するために用いる。

サイズは、圧排する臓器の大きさなどによって選択する。

渡す際の注意ポイント

トロッカーからの挿入や体外への取り出し時は、付属のヒモ部分を把持する。

先輩ナースの ダメ出しCheck!

血液を吸収すると、スポンジ全体が赤く染まり、腹腔内臓器と見分けにくくなる。また、留置していた部位より移動し、見失ってしまうことがある。よって術野モニターをよく観察し、体内異物遺残を防ぐ。

術者の先生からのお願い

術式終了時に必ず体外に回収する。特に複数個使用した場合は、数を確認する。
また、鉗子ではさむことによって部分的に破損することがあるので、回収後に欠損部がないかどうかをチェックする。

第2章 7 ガーゼ、内視鏡下手術用スポンジ類

7 ガーゼ、内視鏡下手術用スポンジ類

2 ラパロ用ガーゼ

商品名 GGアブソーテック®

▶ これだけは押さえておきたい器械・器具の特徴

- メーカーによって、形態や色など特徴があるが、いずれも腹腔鏡下手術用に開発されたX線不透過マーカー入りのガーゼである。
- 10mm以上のトロッカーより腹腔内に挿入し、出血時のガーゼ圧迫や、臓器の圧排に使用する。
- 数枚が1つのパッケージになっている。

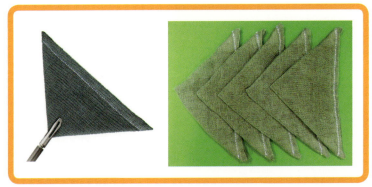

（写真提供：川本産業株式会社）

渡す際の注意ポイント

ガーゼを持たせる時は、トロッカーから挿入しやすいように先端部を鉗子に持たせる。

▶ 使用するタイミング

腹腔鏡下手術においてすべてのトロッカー留置後、術式をスタートする前に予防的に1枚入れておく術者もいる。

出血時は速やかに使用する必要があるため、あらかじめ出しておくほうがよい。

枚数を使い切る前に次のパッケージを開けられるように準備しておく。

先輩ナースのダメ出しCheck!

器械出し看護師は、ガーゼを出し入れするたびに外回り看護師に数量を報告する。術者・外回り看護師と共に腹腔内へ留置しているガーゼの数量を把握する。

術者の先生からのお願い

出血時にすぐ使えるように準備しておく。出血量によっては複数枚入れることがあり、新しいパッケージも準備しておくとよい。体内への置き忘れを防ぐため、出した枚数は確認しておく。切除後、標本摘出時、洗浄前などに術者に声かけしてほしい。

8 光学視管、超音波診断装置

1 直視鏡

▶ これだけは押さえておきたい器械・器具の特徴
- カメラの軸に対して対象物を正面視する基本的な硬性鏡である。
- カメラを持つスコピストにとって、最も直感的にカメラの操作が可能であり、初心者にも扱いやすい。

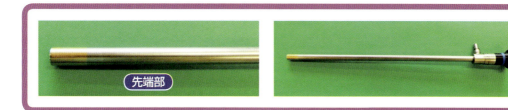
先端部

渡す際の注意ポイント
腹腔鏡は、レンズの破損、汚れ、曇りがあると手術の進行が滞り、クオリティの低下に直結するため、渡す前にレンズを清拭し汚れを落としておく。

▶ 使用するタイミング
カメラ用のポートを挿入して最初に腹腔内を観察するために用いることが多い。ほとんどの術式に使用可能である。

▶ 起動時の注意点
CCDユニットを本体の内視鏡システムに接続する。次にCCDユニットにスコープと光源を接続する。本体側で光源を"ON"にし、画像が映るかどうかを確認する。ガーゼなど白色のものでホワイトバランスをとり、使用準備が終了する。

▶ 患者さんへの確認ポイント
スコープウォーマーで温めた後は、熱くなりすぎてないかを確認する。

先輩ナースの ダメ出しCheck!
衝撃に弱いため、ケースに保管し、外部からの衝撃を避ける。受け渡しの際は、落下やほかの器具などとの接触を避ける。また、術野で使用せず器械台に保管している間は、光源を入れたままだと直視鏡の先端が熱くなり、覆布や器械台カバーに触れ続けていると、発火する可能性があるので注意する。

術者の先生からのお願い
光源ユニットの内視鏡のコネクターに接続し、本体電源を起動する。腹腔内の温度と湿度でレンズが曇ることがあるため、50℃前後のお湯や腹腔鏡用加温器を用意したり、レンズの曇り止めで対応する。使用後はレンズの破損がないかをチェックする。

8 光学視管、超音波診断装置

2 斜視鏡（30°、45°）

▶ これだけは押さえておきたい器械・器具の特徴

- カメラの軸に対してレンズが30°あるいは45°の角度を持っている。対象物に対して仰角、俯角（ふかく）、側視などさまざまな見方が可能である。光源接続部を0°方向にすると、俯角になるようにできている。
- 正面視するための基本的な硬性鏡である。
- カメラを持つスコピストは、やや熟練の技術を要する。

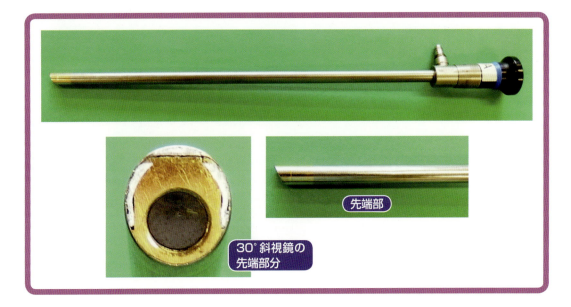

30°斜視鏡の先端部分

先端部

▶ 使用するタイミング

さまざまな角度から対象物を観察する必要がある術式や、鉗子操作と干渉するシーンにおいて力を発揮する。フレキシブル腹腔鏡ほど自由度は高くないが、ある程度の経験を積めば、若手医師でも使用可能である。

▶ 起動時の注意点

直視鏡と同様である。

▶ 患者さんへの確認ポイント

直視鏡と同様である。

先輩ナースの ダメ出しCheck!

直視鏡と同様である。

術者の先生からのお願い

直視鏡と同様である。

第2章 ● 内視鏡下手術で使用する器械・器具

8 光学視管、超音波診断装置

3 内視鏡用超音波診断装置

商品名 術中電子リニア探触子 UST-5713T

▶ これだけは押さえておきたい器械・器具の特徴

- フレキシブル腹腔鏡のように、手元の操作で先端が前後方向に180°程度屈曲する構造になっている。
- 主に肝臓や膵臓など実質臓器内の腫瘍の位置を腹腔内で同定したり、それに基づいて切除ラインを決定したりするために用いられる。
- 術野に持ち込むプローブと接続して画像の出力を行う本体側に分けられる。

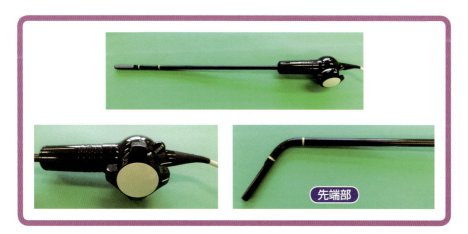

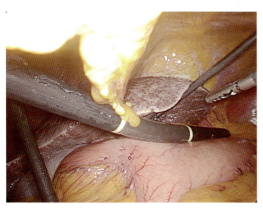

▶ 使用するタイミング

術式にもよるが、腫瘍の位置を同定し、切除デザインを行う際に用いる。

手術開始前にプローブと本体を接続し、動作確認し、準備しておく。超音波の透過性を安定させるために腹腔内に生理食塩水を満たして行うことがある。

スキャンが終わったら色素や糸などでマーキングを行う。

▶ 起動時の注意点

エコー装置本体の電源を入れ、プローブと本体をしっかり接続する。本体画面でプローブを認識していることを確認し、画面サイズを調整する。

先輩ナースの ダメ出しCheck!

ポートより挿入する際に、屈曲部のゴムが接触し、破損しやすい。挿入時は、スムーズに出し入れできるように先端をポートへ誘導するなど介助する。

● 術者の先生からのお願い ●

必要時すぐに使用できるように、手術開始前にプローブと本体を接続させ、動作確認を術者と共に行う。

画像の拡大や血流ドップラーなど細かな設定が必要なこともあり、難しい場合は臨床工学技士に調整をお願いする。

使用後はフレキシブル部分のゴムの破損がないかどうかを確認する。

第2章 ● 内視鏡下手術で使用する器械・器具

8 光学視管、超音波診断装置

4 フレキシブル腹腔鏡

商品名　HD EndoEYE腹腔・胸腔ビデオスコープ

▶ これだけは押さえておきたい器械・器具の特徴

- カメラ先端が4方向に弯曲するので、手術部位を正面視することが可能である。接線方向に位置する臓器や操作部位、臓器の裏側なども観察が可能である。
- カメラをもつスコピストは熟練を要する。

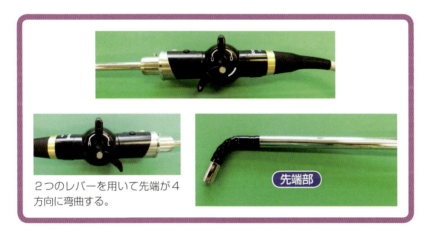

2つのレバーを用いて先端が4方向に弯曲する。

先端部

▶ 使用するタイミング

高度なリンパ節郭清や再建を伴う術式や単孔式内視鏡下手術において、さまざまな角度から対象物を観察し安全に手術を施行することが可能である。また、鉗子操作と干渉するシーンにおいても力を発揮する。自由度は高いが、操作に熟練を要する。

▶ 起動時の注意点

フレキシブルタイプは、CCDユニットと光源ライン、視管部分が一体化している。CCDユニットを本体の内視鏡システムに接続し、本体側で光源を"ON"にし画像が映るかどうか確認する。ガーゼなど白色のものでホワイトバランスをとり、使用準備が終了する。操作レバーを動かし、先端部分が適正に屈曲するかどうかをチェックする。

先輩ナースの ダメ出しCheck!

内視鏡用超音波診断装置と同様である。

● 術者の先生からのお願い ●

光源ユニットの内視鏡コネクターに接続し本体電源を起動する。フレキシブル腹腔鏡は、硬性鏡と違い、屈曲部が軟らかい材質で覆われているため、トロッカーの角や鉗子との接触によって破損することがある。使用後は、レンズの破損だけでなく、屈曲部のゴムの部分に亀裂がないかをチェックする。

9 その他

1 止血剤

商品名 サージセル®、タコシール®

▶ これだけは押さえておきたい器械・器具の特徴

- 各社で材質や形状、止血能力などさまざまであるが、基本的に腹腔鏡下手術時の出血時に用いる。
- 10mm以上のトロッカーから挿入し、止血部位に当て圧迫し、止血する。
- 出血の部位や程度によって大きさをトリミングする。
- 基本的には腹腔内に留置したままでもよいものが多いが、大量に使用した場合は、止血確認後体外に取り出すこともある。

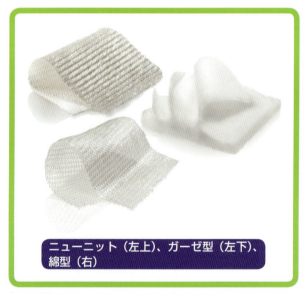

ニューニット（左上）、ガーゼ型（左下）、綿型（右）

（写真提供：ジョンソン・エンド・ジョンソン株式会社エチコン事業部）

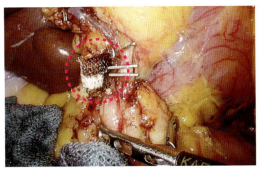

腹腔鏡下胃切除術におけるリンパ節郭清術。赤丸内がリンパ節郭清後の出血に対する止血材の貼付。

先輩ナースの ダメ出しCheck!

止血剤は種類や規格が複数ある（商品名参照）。名称が酷似しているものもあるため、何を使用するか事前に確認しておき、使用時すみやかに対応できるようにする。

▶ 使用するタイミング

出血時に使用する。出血時の対応としては、その出血が動脈性か静脈性かによっても異なる。

動脈性の出血は出血点がわかりやすく、鉗子などでつまんだ後クリッピングしたり、縫合によって止血することが多い。

静脈性の出血や、剥離面からのじわじわとした出血において、電気凝固で止血できない場合は、止血材の使用が適正である。

血液を吸引後、可能な限り術野をドライにしたうえで止血剤を貼付し、ガーゼなどで圧迫する。

術者の先生からのお願い

とにかく急に必要になることが多いので、すぐに出せるようにしておく。布タイプは、剪刀で適当な大きさに切って使用することもある。止血剤貼付後はガーゼで圧迫することが多いのであわせて準備しておく。

また、出血がコントロールできない場合は、開腹手術に移行することもあるので、開腹セットもすぐ開けられるようにしておく。

9 その他

2 臓器回収袋

商品名 E・Zパース、エンドキャッチゴールド

▶ これだけは押さえておきたい器械・器具の特徴

- 腹腔鏡下手術において切除した臓器を体外に回収する際に用いる。
- 悪性腫瘍の場合は取り出し口に接触して癌の部分が直接接触しないように配慮する必要があるため、通常、袋状の部分に入れて回収する。
- 良性疾患において、創感染を防ぐ目的でも使用する。
- メーカーによって、袋単体のタイプと柄付きのタイプがある。
- 袋は標本を入れた後、巾着状に絞り込み、標本の脱出を防止する。

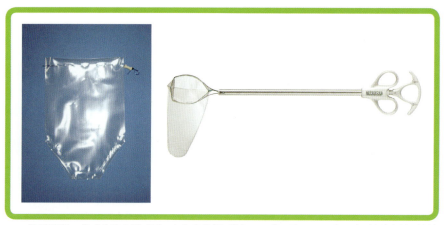

（写真提供：株式会社八光メディカル事業部〔左〕、コヴィディエンジャパン株式会社〔右〕）

▶ 使用するタイミング

標本摘出後に使用する。10mm以上のトロッカーより挿入する。

内部で袋内に標本を入れ、袋だけのタイプは内部で巾着状に絞り込んでおく。柄付きのタイプは手元のひもを引っ張ると巾着状の絞り込みができる。

体外への摘出は多くは臍周囲にいれたカメラ用ポートの創を数cmに広げて行うか、別に設けた小開腹創から取り出す。

先輩ナースの ダメ出しCheck!

柄が長いため、渡す際に不潔野に触れないように注意する。

術者の先生からのお願い

標本摘出後に使用する。標本の大きさによって回収袋のサイズも異なるので、サイズを術者に確認してから開封する。

体外に回収後は、袋自体の損傷がないかを確認する。

第2章 ● 内視鏡下手術で使用する器械・器具

9 その他

3 光学視管用加温器

商品名 アプライド スコープウォーマー

▶ これだけは押さえておきたい器械・器具の特徴

- 光学視管用の加温器で、内部にお湯を入れておくポットである。
- メーカーによっては電気式の加温器もあるが、お湯による加温が最も簡便である。
- 光学視管は重量があるため、倒れないように脚が付いているのが特徴である。

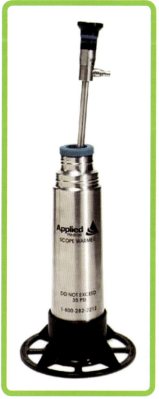

（写真提供：オリンパス株式会社）

渡す際の注意ポイント・・・

加温後は水滴をきれいに拭き取り、曇り止めを付けてから渡す。

▶ 使用するタイミング

術中における温度低下による曇りが生じた時や、超音波凝固切開装置によるミストでレンズが汚れた時などに使用する。直視鏡から斜視鏡に切り替える時にもあらかじめ加温しておく。

先輩ナースの ダメ出しCheck!

直視鏡・斜視鏡を出し入れする際は、転倒に注意する。

● 術者の先生からのお願い ●

長時間の手術ではお湯の温度が低下してくるので、時々チェックしておく。

9 その他

4 棒状剥離子

商品名 エンドパス*チェリー ダイセクター

▶ これだけは押さえておきたい器械・器具の特徴
- 開腹手術に使用する「ツッペル」と同じ用途で用いる。
- シャフト先端に綿製のダイセクターが付いた構造になっている。

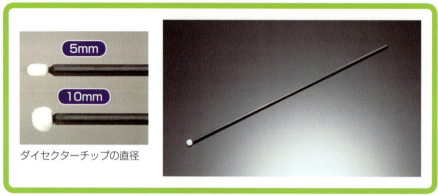

ダイセクターチップの直径

（写真提供：ジョンソン・エンド・ジョンソン株式会社）

渡す際の注意ポイント
先端が円いタイプは10mm以上のトロッカーからしか入らないので、先端形状を確認してから開封する。

▶ 使用するタイミング
トロッカーを通して体腔内に挿入後、先端のガーゼにより少量の組織液などを吸収したり、組織の鈍的剥離、または圧迫止血を行う。また、色素液を浸み込ませて腹腔内でのマーキングにも使用することがある。

先輩ナースの ダメ出しCheck！
先端がほぐれてくると操作しにくくなるので、適宜交換して渡す。

術者の先生からのお願い
止血のための圧迫に用いることもあるので、いざという時すぐに出せるようにしておく。

5 ノットプッシャー

これだけは押さえておきたい器械・器具の特徴
- シャフトの先端に切れ込みがある構造になっている。
- この切れ込み部分において体外で作成した結紮点をトロッカーを通して、体内に送り込む機構となっている。

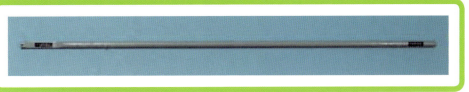

（写真提供：コヴィディエンジャパン株式会社）

渡す際の注意ポイント
先端部を先に向けた状態で渡す。

使用するタイミング
腹腔鏡下手術において体内縫合を行い、結紮は体外で行う際に用いる。

トロッカーより糸を体外に誘導し体外で結紮を行った後、2本の糸を把持した状態で結紮点を本品の先端部分に引っ掛けて、体内に押し込む。

腹腔鏡観察下に結紮点がしっかり締まったことを確認し、本品を抜去する。

先輩ナースのダメ出しCheck!
糸を引っ掛けて使用する先端が二股になっているほうを、ポートへ向けるようにして渡す。

術者の先生からのお願い
結紮を体内で行うか、体外で行うかを確認し、体外で行う場合は本品を出せるように準備する。

9 その他

6 体腔内まつり縫合器

商品名 ENDO-PSI（Ⅱ）

▶ これだけは押さえておきたい器械・器具の特徴
- 消化管再建に際して、体腔内でまつり縫合を行う時に使用する。
- リユースタイプであり、先端部とシャフトに分解可能である。
- 直針付きの糸を2本通してまつり縫合を行う。

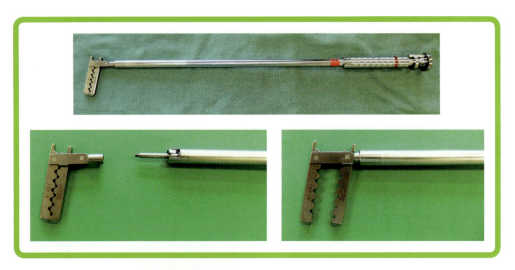

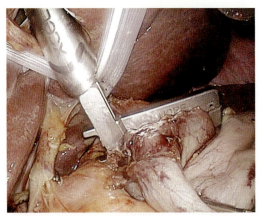

腹腔鏡下胃全摘術における腹部食道へのまつり縫合。

▶ 使用するタイミング

　胃全摘術における食道空腸吻合の場合、心窩部のトロッカーより本品のシャフトを挿入、臍部の小開腹創から体外に誘導のうえ、先端部分を取り付け、体内に戻して使用する。切離予定の食道を本品でクランプし、直針付き糸を2本通してまつり縫合を行う。

● 術者の先生からのお願い ●

　手術開始前に、シャフトと先端部分を分解し、接続を確認しておく。また、同時に直針付き糸を用意しておく。

先輩ナースのダメ出しCheck!
縫合後は、直針が腹腔内より戻ったことを確認する。

9 その他

7 癒着防止フィルム

商品名 セプラフィルム®

▶ これだけは押さえておきたい器械・器具の特徴

- セプラフィルムは、術後癒着を防止する目的で開発された半透明のシートである。
- 湿性組織に付着した後、周囲の水分を吸収してゲル化し、約7日間創部にバリアとして存在することで癒着防止効果を発揮する。
- ヒアルロン酸ナトリウムやカルボキシメチルセルロースを含む。

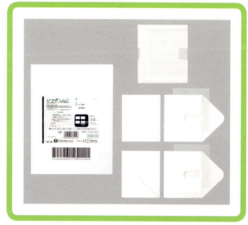

（写真提供：科研製薬株式会社）

渡す際の注意ポイント

　水分を吸うと軟化して接着が始まるので、パッケージから出した後は決して水分を接触させないように注意する。貼付に使用する鑷子も水分を拭き取って渡す。

▶ 使用するタイミング

　手術終了間際、腹腔内の洗浄が終了し、閉創する時に用いる。腹腔鏡下手術の場合は、小開腹創の閉創時に創部の直下に貼付する。

　貼付した直後より接着が始まるが、他部位への接着を避けるため、貼付後にシリンジなどを用いてフィルム表面に生理食塩水を散布することが多い。

先輩ナースのダメ出しCheck!

　閉腹する前に術者へ使用するかを確認し、準備しておく。

術者の先生からのお願い

　創部の大きさに応じてフィルムを切って使用することがあるので、術者に確認する。

　また、貼付後の生理食塩水入りのシリンジを用意しておく。

第2章 ● 内視鏡下手術で使用する器械・器具

9 その他

8 内視鏡手術用結紮器

商品名 エンドループ*PDS*Ⅱ

▶ これだけは押さえておきたい器械・器具の特徴

- 吸収性縫合糸をループ状にしてカニューラに収納した構造になっている。
- カニューラを操作することにより、組織の結紮を容易に行うことができる。
- あらかじめ結紮点が形成された状態になっており、一度締めこんだ後はゆるまないようになっている。

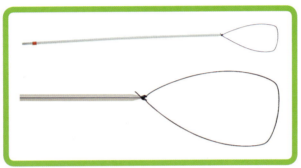

(写真提供：ジョンソン・エンド・ジョンソン株式会社)

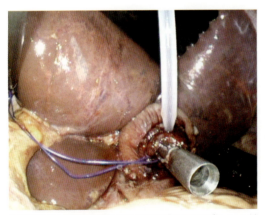

腹腔鏡下胃全摘術において食道断端にアンビルヘッドを装着後、エンドループにて補強縫合を行っている。

▶ 使用するタイミング

腹腔鏡下手術において組織の結紮が必要なシーンで使用する。虫垂切除術における虫垂断端の結紮や、胆嚢摘出術における胆嚢管の結紮に用いることが多い。

先輩ナースの ダメ出しCheck!

術式によっては複数本使用する場合があるので、事前に準備しておく。

🔵 術者の先生からのお願い 🔵

カニューラの後ろのほうに切れ込みが入っている。ここを折らないようにして渡す。結紮後は剪刀で糸を切る必要があるので、腹腔鏡用の剪刀を用意しておく。

●コラム

鋼製器具のトレーサビリティ

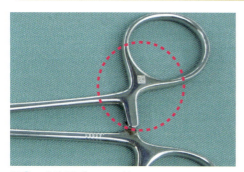

図❶　2次元バーコード

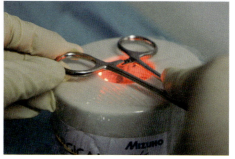

図❷　2次元バーコードの読み取り

▶ 2次元バーコード

　自施設では、鋼製器具に2次元バーコードが刻印してある。「器具名」「規格」「メーカー」「購入年月日」「修理歴」「どのセットの構成品か」「単包の器械か」「どの患者へいつ使用したか」などの使用履歴や使用頻度などが登録してある（図❶）。

▶ 管理システム

　手術終了後の器械回収時に、2次元バーコードリーダーで鋼製器具に刻印してある2次元バーコードを読み取っている（図❷）。

　目視による器械のカウントのみではなく、手術用鋼製器具の管理システムを活用することで、確実な器械カウントができる。器械紛失や体内遺残の防止に役立つ。

　中央材料室においても、コンテナーへの器械セット組みの際に、器械の入れ間違いや本数間違いを防止できる。器具の名称や特徴・種別を把握してなくても、バーコードリーダーで読み取ることにより、画面上で確認できる。熟練者や専任者でなくても作業ができ、適正な人員配置が可能になる。

　また、使用履歴が残ることで、クロイツフェルト・ヤコブ病対策や使用頻度による器械セット内のスリム化を図ることなどが可能である。使用期間、使用回数、修理回数が明確なため、手術器械の折損・破損の未然防止策や計画的購入、不要購入の防止などを検討しやすくなり、経済的な効果もある。

　感染対策、材料室と手術室の工程管理、業務の効率化、在庫の適正管理による経済的効果などが期待できる。

　米国では2010年4月に、医療機器（手術器具含む）のユニークデバイス識別規制が公布され、その後段階的に施行されている。わが国では、2007年4月の医療法改正により、鋼製小物の安全使用のために、耐用年数・費用・使用回数・頻度についてエビデンスに基づいた運用と管理を義務付けている。

第3章 押さえておきたい！ME機器のポイント

超音波凝固切開装置とバイポーラシーリングシステム

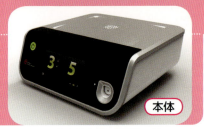

GeneratorGEN11（写真提供：ジョンソン・エンド・ジョンソン株式会社）

商品名 ハーモニック®、エンシール®、リガシュア™、サンダービート™

1 超音波凝固切開装置（ハーモニック®）

- 電気メスとは異なり、電気を体に流さず、超音波振動による摩擦熱によって細胞内水分を蒸発させ、組織を凝固・切開することができる。
- 電気を流さないため、対極板は使用しない。術式や組織までの距離により、ブレードを使い分けて使用する（図❶）。

▶ 特徴

- ハーモニック®は超音波振動を利用し凝固や切離が可能である。
- ブレードの先端形状を利用することで、手術部位によって把持や剝離などの操作がしやすくなる。
- 5mmまでの血管やリンパ管を閉鎖することが可能である。

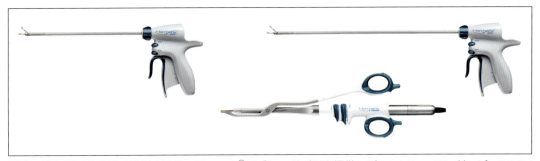

図❶ 消化器外科手術で使用するハーモニック®用ブレード（写真提供：ジョンソン・エンド・ジョンソン株式会社）

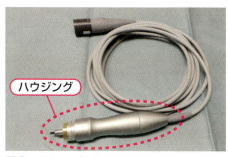

図❷　ハンドピース

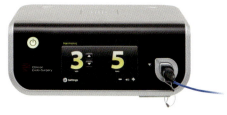

図❸　出力テスト後のディスプレイ（写真提供：ジョンソン・エンド・ジョンソン株式会社）

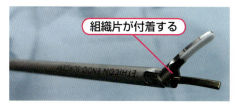

図❹　組織片の付着

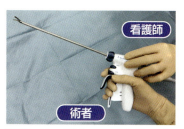

図❺　ハンドピースの受け取り方

▶使用前の確認事項

❶本体外装に汚れや破損がないかを確認する。
❷ハンドピースのハウジングに損傷がないことを確認する（図❷）。
❸ブレードとハンドピースを接続する。
❹ハンドピースコードを本体に接続する。
❺電源を入れ、セルフチェック（自己診断）が完了することを確認する。
❻ハンドピースは使用回数が決まっており（シルバー95回、ブルー100回）、残りの使用回数を確認する。
❼ハンドピース接続後、ブレードの先端を開いたまま、出力テストを行う（図❸）。
❽出力テストが完了したら出力を設定し、「出力表示が変化すること」「ディスプレイ表示に異常がないこと」を確認する。
❾ブレード先端を生理食塩水につけて出力し、超音波振動の発生を確認する。

▶注意点・対応

●長時間連続使用することにより、ブレードの根元に組織片が付着してくる。そのまま使用すると、ミストが多くなり、視野が悪くなる（図❹）。
  対応　ブレード先端を生理食塩水につけて出力し、組織片を洗い落とす。
●術中、術野で使用していたハンドピースが術者から器械出し看護師に返却された時は、ブレード先端が熱くなっているため、先端を持つと火傷の恐れがある。
  対応　術者から返却された時はハンドピースを持ち、ブレード先端に触れない（図❺）。

2　バイポーラシーリングシステム（エンシール®）

▶特徴

- バイポーラ電気技術を応用したシーリングシステムである。先端の2つの電極で組織をはさみ込み、組織の凝固および癒合（シーリング）を行う。
- シーリング後に刃が出てきて、癒合した組織を切離する。刃は図❻で示すように赤矢印までしか伸びない。
- ブレードの選択は使用する部位やシーリングを行う組織までの距離により決まる（図❼）。
- 大網や腸間膜など組織の一括処理に使用できる。
- 7mmまでの血管をシーリングできる。
- ハンドピースとブレードが一体化されており、ディスポーザブル製品である。

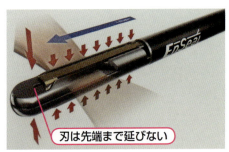

図❻　仕組み（写真提供：ジョンソン・エンド・ジョンソン株式会社）

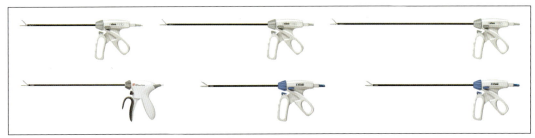

図❼　消化器外科手術で使用するエンシール®用ブレード（写真提供：ジョンソン・エンド・ジョンソン株式会社）

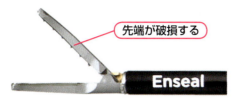

図❽　ブレードの先端（写真提供：ジョンソン・エンド・ジョンソン株式会社）

▶ ハーモニック®とエンシール®の違い

- エンシール®は、ハーモニック®のように先端部で切離できない（シーリングは可能）。
- 凝固、切離を一括処理する場合は、エンシール®のほうが処理範囲や処理時間が速い。
- リンパ節などの近くでは繊細な手技が必要であるが、エンシール®を使用すると先端部で切離できないため細かい処理がしにくい。よってハーモニック®を使用したほうがよい。

▶ 使用前の確認事項

- 本体外装に汚れや破損がないかを確認する。
- ハーモニック®同様に、電源を投入する前に機器とケーブルを接続し、電源投入後にセルフチェック（自己診断）が完了することを確認する。
- 出力を設定し、出力表示の変化とディスプレイ表示に異常がないことを確認する。

▶ 確認ポイント

- ブレードに組織片が付着していると、組織を確実にシーリングできない可能性があるため、組織片を拭き取る。

　注意点　強く拭くことで、ブレードの先端が破損する可能性がある。組織片を除去する場合は、ガーゼで愛護的（優しく）に取り除く（図❽）。

Column コラム
スワンガンツカテーテルで何が測定できるのか？

　スワンガンツカテーテルは内頸静脈、または大腿静脈から心臓内にカテーテルを進めて測定を行う。スワンガンツカテーテルでは、右心房圧（RA）・右心室圧（RV）・肺動脈圧（PA）・肺動脈楔入圧（PCWP）・心拍出量・心係数・混合静脈血酸素飽和度などが測定できる。心疾患の評価や心臓の手術で使用される場合が多い。

　スワンガンツカテーテルで測定された肺動脈楔入圧・心係数から心不全の程度を把握することができる。これを、フォレスター（Forrester）分類という。

Column コラム
なぜビジレオモニターで心拍出量が測定できるのか？

　ビジレオモニターでは橈骨動脈に挿入し測定した動脈圧波形より解析し、パラメータを測定している。測定項目は心拍出量、心係数、1回拍出量や混合静脈血酸素飽和度、組織酸素代謝などの情報を連続的に測定することができる。

　心拍出量、心係数、1回拍出量を測定するには、フロートラックセンサーを使用する。組織酸素代謝には内頸静脈よりプリセップCVオキシメトリーカテーテルを使用することで測定が可能である。

　ビジレオモニターで心拍出量、心係数、1回拍出量のみを測定する場合は、非観血的連続血圧測定と同様の方法で行えるため、スワンガンツカテーテルを挿入するより低侵襲である。

第3章 押さえておきたい！ME機器のポイント

電気メス

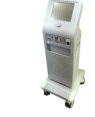

（写真提供：泉工医科工業株式会社）

商品名 SHAPPER Ai™、VIO300D™

▶ 特徴

- 手術で最も多く使われるME機器である。
- メスで切開すると多少なりとも出血するが、電気メスは電気を流して凝固しながら切開できるので、皮膚以外の切開にはメスより有用である。皮膚に対して電気メスを使用すると、熱傷を起こし傷跡が残りやすくなるため、表皮に対してはあまり使用されない。
- 電気メスの基本構成は本体、ペンシル（メス先電極）、対極板の3つの要素からなる（図❶）。メス先から体の組織へ電流を流し、対極板で電気を回収する仕組みになっており、患者の体が手術台のサイドレールなどの金属に触れたまま使用すると、その部分に電流が流れ熱傷を起こす危険がある。電気メスを使用する場合は、患者の体に金属が触れていないかを必ず確認する必要がある。
- 電気メスの先端はさまざまな形状があり、電気の流し方を変えることによって、凝固する深さや範囲を変化することができる。
- 電気メスの基本的な働きは、切開と凝固である。また、モードはモノポーラ方式とバイポーラ方式がある（本項は、モノポーラ方式について説明する）。

▶ 本体

- 数百kHz〜数MHz（500kHzが主流）の高周波発振器であり、出力形式は、モノポーラ方式とバイポーラ方式がある。本体では切開・凝固のモード切り替えや出力の設定を行う。
- 対極板コードの断線アラームなどの安全モニター機構が付いている。

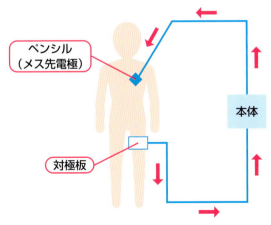

図❶　電気メスの仕組み

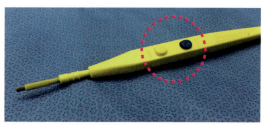
図❷　ハンドスイッチ

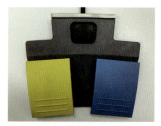
図❸　フットスイッチ

▶ ペンシル（メス先電極）

- 生体に高周波電流を集中的に流し込む（電流密度を大きくする）ことによって、切開・凝固作用を起こす電極である。正式には、アクティブ電極（能動電極）と呼ばれる。
- メス先電極のホルダーには、切開・凝固のオンオフスイッチ（ハンドスイッチ、図❷）が付属しているものが多い。内視鏡下手術で使用するホルダーには、ハンドスイッチが付属しておらず、フットスイッチ（図❸）でオンオフを行う。

▶ 対極板

- 対極板はペンシル（メス先電極）から体に流れた高周波電流を回収する目的で使用する。ペンシルの作用とは逆で、安全に電流を本体へ回収するために、大きな面積の対極板が必要である（電流密度を小さくする）。
- 患者に使用する対極板は体の大きさによって異なり、新生児・小児・成人の各サイズを適切に選択する必要がある。対極板の剝がれや小さいサイズの対極板の使用は、熱傷事故の原因となるので注意が必要である。

▶ モード種類

- 切開

　メス先から連続的に電気を流すことによって組織を蒸気爆発させるモードで、組織を切り開く時に使われる。凝固作用はないので、微小血管が多い組織では多少出血するが、切開する速さに優れている。

- 凝固

　メス先から断続的に電気を流し、ペンシルとの接点の組織温度上昇を抑えることによって、細胞が蒸気爆発せずタンパク変性を起こし、凝固止血させる。
　現在、各メーカーで凝固作用を応用した新しいモードが多数開発されている。

▶ 使用時の注意点

- 電気メスは凝固しながら切開するという利点があるが、そのエネルギーの及ぶ範囲を厳密には設定できないため、神経や重要な血管などの近くでは使用しない。
- 対極板は段差がなく、平らで筋肉の多い部位に貼る。
- 対極板が剥がれると、皮膚接触面積が小さくなり熱傷事故の原因となる。
- 手術の部位に関わらず、熱傷事故防止のため、指輪、ブレスレットなどの貴金属は外す。
- ペースメーカー植え込み患者は、電気メス使用時に誤作動する可能性があり、手術開始前に設定の確認および変更を行う。
- 電気メス使用範囲に、引火性（揮発性）物質を近づけない。

1 SHAPPER Ai™

▶ 機器の特徴（図❹）

- 電気メスは設定した電力（W）で出力をし続ける。切りやすさに関係なく、仮に60Wと設定すれば60Wを出し続ける。
- 2台分の独立した出力ユニットを内蔵しており、異なる出力を別々に設定でき、同時出力が可能である（図❺）。つまり、2本の電気メスを同時に使用できる。また、同時に使用する場合でも、対極板は1枚で使用する。

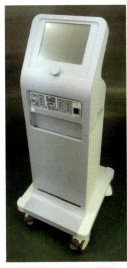

図❹ 本体（写真提供：泉工医科工業株式会社）

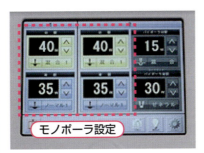

図❺ 操作画面（写真提供：泉工医科工業株式会社）

2 VIO300D™

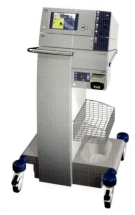

図❻ 本体（写真提供：株式会社アムコ）

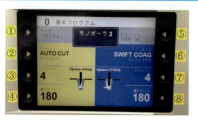

図❼ 操作画面

▶ 機器の特徴（図❻）

- 出力の設定は、従来の電気メスとは異なり、電圧および電力の上限を設定する（図❼）。
- 出力（電力）は組織の抵抗により変化し、過剰な炭化を防ぐことができる。
- 出力を上げたい場合は、エフェクトを変更（数字を上げる）する。
- 最大ワットは切開・凝固の最大出力を決定する。最大ワットの設定を小さくすると、いくらエフェクトを上げても出力が上がらない場合がある。

Column コラム
対極板コードを（丸めて）コイル状に巻いてはいけないのは、なぜか？

電気メスは、数百kHz〜数MHzの高周波電流を使っている。対極板はその高周波電流を回収する目的で使用している。

対極板のコードをコイル状に巻くと、その部分が高周波電流には抵抗となる。抵抗に電流を流すということになるので、人体に流れる電流が減少し（切れが悪くなる）、電流と発熱の関係で、どんどん温度が上がっていく可能性がある。

やがてその温度は発火する程度まで上昇し、火災の原因になりかねない。そのため、対極板のコードをコイル状に巻かないように注意する必要がある。

Column コラム
患者が指輪などの金属類が装着している場合

　熱傷事故の原因になるため、術前にすべて外すように依頼する。電気メスは、メス先から対極板までという電流の流れだけではなく、金属との接触部分でも狭い範囲で電流が流れてしまうことがあり、接触部分での熱傷を起こす。金属を外さずに電気メスを使用しても、必ずしも熱傷が起こるわけではないが、安全のためには外すことが最善である。

　指輪以外にもピアス（耳だけではなく、臍など身体全体）や金属製の入れ歯などが付いていないかなど、確認するポイントは多くある。

　装飾品以外では、ベッド周りにある金属との接触も熱傷の原因となるため、手術開始前に確認する。

Column コラム
患者に装着する対極板のサイズで悩んだ場合

　対極板はペンシル（メス先電極）から体に流れた高周波電流を回収する目的で使用する。メス先電極から高周波電流が流れ込み、その周りの細胞を飛ばしたり凝固させたりする。

　一度に飛んでしまう細胞や凝固される面積は、成人でも小児でもさほど変わらない。同じだけの部位を切る場合、必要な電流（エネルギー）は成人でも小児でも同じである。したがって、基本的に同じ電流を使うならば、その電流を回収するためには同じだけの対極板の面積が必要になる。

　小児の場合には、成人と同じ面積の対極板を貼れない、または貼る部位がないというような状況があるので、小児に適した比較的小型の対極板が市販されている。

第3章 ● 押さえておきたい！ME機器のポイント

内視鏡システム

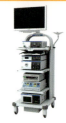

（写真提供：オリンパスメディカルシステムズ株式会社）

商品名 ビデオスコープ：EndoEYE FLEX先端湾曲ビデオスコープ®、ビデオシステムセンター：VISERA ELITE®、高輝度光源装置：VISERA ELITE®、高速気腹装置：UHI-4®

▶ 特徴

- 内視鏡下手術は、従来の開腹・開胸手術に代わり、腹部や胸部に数カ所小さな穴を開けて、カメラで体腔内を観察しながら施術する手術である。開腹・開胸手術と比べ侵襲が小さく、創部感染のリスク軽減や患者の早期回復が期待できる。
- 内視鏡下手術は、システム全体が術者の"目"となるため、術前・術中・術後の機器の確認は重要である。
- 内視鏡システムの基本構成は、スコープ（主にビデオスコープ）、ビデオシステムセンター、高輝度光源装置（以下、光源装置）、高速気腹装置（以下、気腹装置）からなる（図❶）。気腹には不燃性であり比較的安価なCO_2ガスを使用する。電気メス使用時にも爆発する危険性が低い。

▶ 構成機器

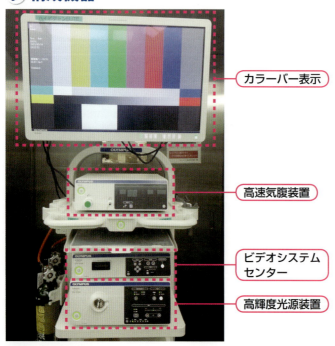

図❶　内視鏡装置

●ビデオシステムセンター
　ビデオシステムセンターは、ビデオスコープからの画像をモニターやハードディスクなどの記録装置に出力する装置で、画像の明暗やコントラストを調整し、より見やすい画像を作る役割がある。
　スコープの手元にあるボタンからビデオシステムセンターを操作することで、ズームやフォーカスの調整、画像記録やホワイトバランスなどの各種操作ができる。

●光源装置
　光源装置は、ライトガイドケーブルを通じ、スコープ先端部に光を伝え、腹腔内を明るくする。ランプはキセノンランプを使用しており、寿命が長く消費電力が低いという特徴がある。また、自動調光機能があり、観察に最適な光量を自動で調整する。
　万が一、術中にランプが切れた場合、術野の画像が真っ暗にならないように非常灯が備えてある。非常灯の光量は少なく暗いため、術中にランプが切れた時は、視野を確保しつつ早急にランプを交換する。

●気腹装置
　気腹装置は、腹腔内にCO_2ガスを送り込んで腹腔内を膨らませ、手術空間を確保する装置である。腹腔内圧力と送気流量を設定し、その圧力を維持するように働く。
　CO_2ガスは、トロッカーの側管から送気する場合が多いが、送気用の気腹針を用いて気腹する場合もある。
　また、気腹装置に接続されているフットスイッチで腹腔内に発生した煙を排煙し、術野を鮮明にする。設定圧力より腹腔内圧力が上昇した場合やガス供給圧力（CO_2ガス残量）が低下した場合に、警告音を出す安全機能を有する。

●スコープ
　患者の腹部に留置したトロッカーから、腹腔内に挿入するスコープである。スコープは金属の筒内に複数のレンズを組み込んだ構造で、先端の角度が決まっている硬性鏡（図❷）と、先端がフレキシブル（4方向に弯曲）に可動する軟性鏡（図❸）がある。
　軟性鏡は先端にレンズとCCDカメラ、ライトガイドケーブルが内蔵されており、ビデオスコープともよばれる。消化器外科手術では臓器を多角的に観察できるビデオスコープを使用する場合が多い。

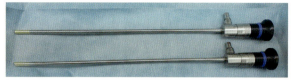

図❷　硬性鏡

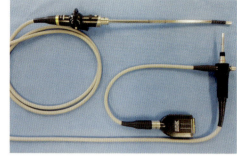

図❸　軟性鏡（ビデオスコープ）

▶使用時の注意点

●内視鏡システム

1）術前

　内視鏡システムの構成機器（モニター、ビデオシステムセンター、光源装置、気腹装置）の電源を入れ、それぞれの機器に異常（エラー表示）がないことを確認する。その際、モニターにカラーバーが表示されることを確認する（図❶）。配線が正しく行われていない場合はカラーバーが表示されない。電源を入れてもカラーバー表示が出ない場合は、機器の配線の接続やモニターの入力を確認する。

●ビデオシステムセンター

1）術前

　カメラの差し込み口が濡れていないことを確認する（図❹）。濡れている状態で差し込むと、カメラの接点部が腐食し、画像が出ないなど機器故障の原因となる。カメラを接続する際に、必ず濡れていないことを確認し、さらに「UP」と記載されているほうを上に向けて接続する。

●光源装置

1）術前、術後

　光源装置のランプの使用時間を確認する（図❺）。表示が0から500時間へ向かって点灯していく。

　ランプの使用時間が300時間を超えると、劣化により徐々に光量が下がってくるので注意が必要である。

　術中に暗い場合は、原因としてランプの劣化、スコープやライトガイドケーブルの劣化や破損など、さまざまな可能性があり、臨床工学技士に点検を依頼する。また、使用時間が500時間近くの場合は、早めにランプを交換する。

2）術中

　ライトガイドケーブルが確実に（突き当たるまで）挿入しているかを確認する（図❻）。確実に挿入されていないと、内視鏡画像が暗く、術野が見えにくい。よって、挿入時に多少力が必要であり、「カチッ」と先端が当たる感触がするまで押し込む。

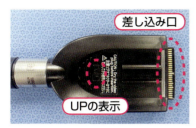
図❹　カメラの差し込み口

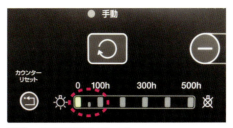
図❺　光源装置のランプ

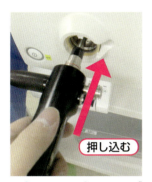
図❻　ライトガイドケーブル

●気腹装置
1）術前
　CO_2ボンベの残圧を確認する（**図❼**）。残圧が低い場合は術前にボンベを交換する。術中に大量のCO_2ガスを使用し、ボンベ交換が必要な際は、一度手術が停止するため、速やかにボンベ交換ができるように定期的に練習する。または、マニホールドシステム（**図❽**）を導入し、ボンベをあらかじめ2本接続しておけば、ボンベの残圧が低下した場合に、レバーを回すだけでボンベを切り替えることができるので手術を止める必要がなくなる。

2）術中
　腹腔内圧力が異常に上昇していないかを確認する（**図❾**）。腹腔内圧力が高い状態で長時間使用すると、ガス塞栓などの合併症の恐れがあり注意が必要である。気腹装置は高圧時に警告音を発するため、長時間高圧が続くようであれば、術者に知らせる。
　腹腔内圧力が設定圧力に達しているかを確認する（**図❾**）。腹腔内圧力が低いと、術野が確保できない。気腹チューブの破損や術野（トロッカーなど）からのリークを疑い、確認する。

第3章　内視鏡システム

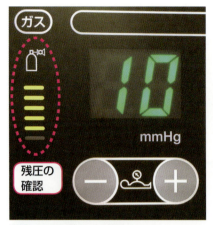 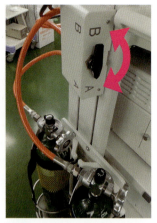

図❼　CO₂ボンベの残在　　図❽　マニホールドシステム

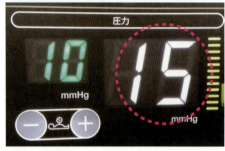 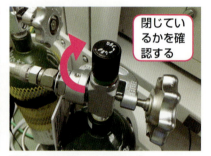

図❾　腹腔内圧力　　図❿　CO₂ボンベのバルブ

3）術後

　使用後にCO_2ボンベのバルブが閉じていることを確認する（図❿）。搬送時の衝撃でCO_2ボンベと耐圧ホースの接続部がゆるみ、CO_2ガスが漏れる可能性がある。

　手術終了後、気腹装置から気腹チューブを外す時にボンベのバルブを閉める。

●ビデオスコープ

1）術前

　ビデオスコープに汚れ、傷、破損がないかを確認する（図⓫）。汚れは滅菌不足、傷・破損は手術中止になる可能性がある。

　術前・術後に医師、看護師、臨床工学技士が確認し、早期に故障を発見する。

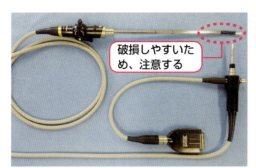
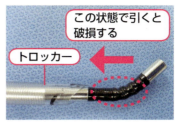

図⓬　ビデオスコープの先端

図⓫　破損などの確認

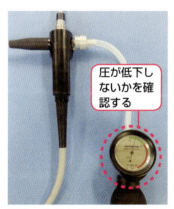

図⓭　破損の確認（漏水テスト）

2）術中

　トロッカーへの挿入・抜去時にアングル解除レバーがフリーになっていることを確認する（図⓬）。解除レバーをフリーにしないまま抜くと、弯曲部のシーリングゴム部が破損する可能性がある（図⓬）。術者だけではなく、器械出し看護師も注意して観察する。

3）術後

　ビデオスコープの弯曲部が破損していないかを確認する。弯曲部は肉眼的に破損を発見することが困難であるため、術後に漏水テストを行う（図⓭）。

　漏水テストで異常が発見された場合、臨床工学技士またはメーカーへ連絡し対応する。

Column コラム
気腹ガスはなぜ二酸化炭素なのか？

　腹腔鏡下手術中に電気メスを使用する際、CO_2は不燃性であるため腹腔内での発火および爆発の恐れがない。また、血液に溶けやすく、ガス塞栓のリスクが低い。

Column コラム
気腹圧が上昇すると、なぜ危険なのか？

　気腹圧は通常8〜12mmHg程度で使用するが、気腹の圧力設定が高いと、血液中に移行するCO_2の量が上昇する場合がある。それによって、長時間高圧な状態で管理すると、肺梗塞を起こすリスクが高くなるので、注意が必要である。

● コラム

押さえておきたい！鋼製器具の各部名称

鋼製器具の各部の名称を覚えておくと、本文の理解に役立つので、ぜひ参考にしてほしい（図❶～❻）。

（イラスト　貝沼 純）

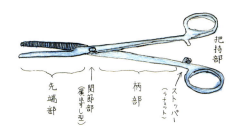

図❶　止血鉗子（横外し型）

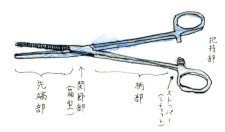

図❷　止血鉗子（箱型）

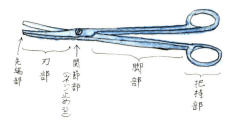

図❸　剪刀

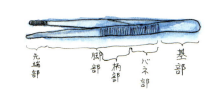

図❹　鑷子

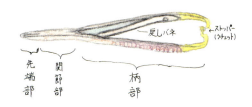

図❺　マチュー持針器

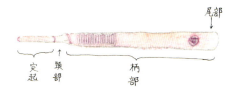

図❻　替刃柄

文献リスト

〈第1章〉

①鉗子
1) 酒井シヅ．"19世紀後半に活躍した外科医"．医学史への誘い—医療の原点から現代まで—．大阪，診療新社，2000, 66-67.
2) 下間正隆．"止血鉗子"．カラーイラストでみる外科手術の基本．東京，照林社，2004, 27.
3) 前掲書2), 28.
4) C・J・S・トンプソン．"異物鉗子と動脈鉗子"．手術器械の歴史．川満富裕訳．東京，時空出版，2011, 77-81.
5) 前掲書2), 28.
6) シンガー・アンダーウッド．医学の歴史2．酒井シヅほか訳．東京，朝倉書店．1986. 352-62.
7) 前掲書2), 28.
8) 前掲書1), 68.
9) 前掲書2), 28.
10) 前掲書2), 50.
11) 前掲書2), 70.
12) 古橋正吉ほか．"消化器疾患の手術と器械"．図説 手術器械のすべて 4．東京，医歯薬出版，1968, 57-58.
13) 前掲書4), 77-81.

②剪刀
1) 下間正隆．"剪刀"．カラーイラストでみる外科手術の基本．東京，照林社，2004, 12.
2) シンガー・アンダーウッド．医学の歴史2．酒井シヅほか訳．東京，朝倉書店，1986, 372.
3) 前掲書1), 12.
4) Metzenbaum, Myron, M.D. - The Encyclopedia of Cleveland History. (http://ech.case.edu/cgi/article.pl?id=MMM 2015.2.16参照)
5) 中島江里子．"剪刀"．手術室の器械・器具．石橋まゆみ監．大阪，メディカ出版，2008, 42-49.
6) 前掲書5) 70-71.
7) 中西恵子．剪刀．オペナーシング．29 (3), 2014, 23-25.

③メス
1) 木村 哲．厚生労働科学研究補助金厚生労働科学特別研究事業「医療従事者における針刺し・切創の実態とその対策に関する調査」平成14年度研究報告書．36.
2) 柳下芳寛．日本の手術室における針刺し・切創の現状と課題．オペナーシング．2002, 17 (10), 36-43.
3) 貝沼 純．手術室における汚物処理と衛生管理．感染防止．2010, 20 (5), 55-63.
4) 下間正隆．"メス"．カラーイラストでみる外科手術の基本．東京，照林社，2004, 6-11.
5) 古橋正吉ほか．"手術用刀（メス）"．図説 手術器械のすべて1．東京，医歯薬出版，1968. 1-8.
6) 中島江里子．"メスホルダー"．手術室の器械・器具．石橋まゆみ監．大阪，メディカ出版，2008, 26-27.

④鑷子
1) 中野 赳．巨星墜つ 心臓血管外科医の父—Dr.Michael E.Debakey．脈管学．50 (1), 2010, 13-14.
2) 片山 宏ほか．メス・剪刀・鑷子・鉤の把持・使い方．外科治療．101 (3), 2009, 231-232.
3) 下間正隆．"鑷子・把持鉗子・鉤"．カラーイラストでみる外科手術の基本．東京，照林社，2004, 48-50.

⑤鉤類
1) 花田 瞳．"肝臓鉤"．手術室の器械・器具．石橋まゆみ監．大阪，メディカ出版，2008, 16-23, 65, 74-6.
2) 古橋正吉ほか．"鉤"．図説 手術器械のすべて1．東京，医歯薬出版，1968, 68-84.

⑥吻合器、縫合器
1) 大東誠司．"開腹による腸管切除術と再建"．外科手術と術前・術後の看護ケア．北島政樹ほか編．東京，南江堂，2004, 291-3.
2) 下間正隆．"器械縫合・吻合"．カラーイラストでみる外科手術の基本．東京，照林社，2004, 84-97.

3) 宮本洋. "幽門側胃切除術". "胃全摘術". 覚える・使える手術看護のポイント速習ブック. 小西敏郎編. 大阪, メディカ出版, 2010, 42-5, 46-9.
4) 西尾剛毅. 前掲書1). "結腸癌・直腸癌の手術". 317-9.
5) 荒木田眞子. 幽門側胃切除術（ビルロートⅠ法）. オペナーシング. 26（7）, 2011, 10-6.

⑦持針器
1) 中嶋江里子. "持針器". 手術室の器械・器具. 石橋まゆみ監. 大阪, メディカ出版, 2008, 38-41.
2) 古橋正吉ほか. "持針器". 図説 手術器械のすべて1. 東京, 医歯薬出版, 1968, 35-43.

〈第3章〉
●電気メス
1) 櫻木徹. わかりやすい電気メスの本. 東京, 金原出版, 2014, 47-56, 88-9.
2) 日本生体医工学会ME技術教育委員会. MEの基礎知識と安全管理. 改訂第5版. 東京, 南江堂, 2010, 352-7.

●内視鏡システム
1) 小林美香. 各科共通の機器・器具①. オペナーシング. 26（10）, 2011, 20-3.

消化器外科手術の器械・器具85 はや調べノート―特徴と渡し方がわかる！

2015年11月1日発行　第1版第1刷

編　著　貝沼 純／大木 進司
発行者　長谷川 素美
発行所　株式会社メディカ出版
　　　　〒532-8588
　　　　大阪市淀川区宮原3-4-30
　　　　ニッセイ新大阪ビル16F
　　　　http://www.medica.co.jp/
編集担当　井奥享子
装　幀　神原宏一
印刷・製本　株式会社シナノ パブリッシング プレス

©Jun KAINUMA & Shinji OHKI, 2015

本書の複製権・翻訳権・翻案権・上映権・譲渡権・公衆送信権（送信可能化権を含む）は、(株)メディカ出版が保有します。

ISBN978-4-8404-5466-7　　　　Printed and bound in Japan

当社出版物に関する各種お問い合わせ先（受付時間：平日9：00～17：00）
●編集内容については、編集局 06-6398-5048
●ご注文・不良品（乱丁・落丁）については、お客様センター 0120-276-591
●付属のCD-ROM、DVD、ダウンロードの動作不具合などについては、デジタル助っ人サービス 0120-276-592